「呼吸力」こそが人生最強の武器である

The Breathing Techniques for Business Persons

アスレティック・トレーナー
大貫 崇

大和書房

はじめに

はじめまして。アスレティック・トレーナーの大貫崇です。

私は、アメリカの大学院で応用運動生理学を学び、アスレティック・トレーナー（ATC）としてメジャーリーグなどで経験を積み、帰国後の現在は主に京都で活動しています。

アメリカで仕事をしていた頃、私は呼吸が心と体にもたらす重要性に気づき、呼吸について本格的に学ぶようになりました。そして、次のような確信を持つに至りました。

「人間のあらゆる活動の根本に呼吸がある」
「呼吸が変われば、人生が変わる」

何しろ人間は、1日に2万回近い呼吸を繰り返しています。その呼吸が適切なものになれば、心身のパフォーマンスが向上するのは明らかです。

呼吸を通じてもっと体が動かしやすくなったり、疲れにくくなったりするなら、それに越したことはないですよね。**呼吸を通じてリラックスでき、大事なプレゼンや会議でパフォーマンスを発揮できる**なら、ぜひ活用したいはずです。

私からすれば、**現代人の多くが呼吸に問題を抱えているように見えます**。何となく「自分は呼吸が浅い」と感じている方は、比較的多いのではないでしょうか。しかし、実際に呼吸が浅い・深いというのがどんなことなのか、理解している人は少ないように思います。

詳しくは本の中で解説しますが、例えば多くの人の呼吸が、息の「吸い過ぎ」状態に陥っています。普段、エスカレーターやエレベーターに頼り切っている人が、駅の階段を上ったときにすぐに息が上がるのも、そのせいかもしれません。もともと息が上がりやすくなっているところに慣れない運動をするわけですから、たちまち息が上がるのも頷けます。

人間の呼吸の仕方、あるいは姿勢や動作などは、長年の生活を通じ、環境に応じて形作られてきたものですから、まずは環境に適応してきた自分の体をほめてあげてください。

といって、あえて意識を向けようとしなければ、たとえ負担のかかる呼吸の仕方をしていたとしても、そのまま何となく過ごしていってしまいます。

この本でお伝えするのは、特別な呼吸ではありません。

とっておきの、「ただの呼吸」です。ちょっと種明かしをすれば、赤ちゃんや子どもだったときにしていた呼吸を取り戻すだけです。

呼吸は、日常における何てことのない動作のようですが、意外に奥深い部分が見えてくると思います。小さい頃の呼吸を取り戻そうとする過程で、これからの人生の生き方や、生きやすさのヒントを見つけることができる人もいるかもしれません。

もちろん、そんなに深く考えなくても、「呼吸でこんなに快適になれるんだ！」と実感していただけるだけで十分うれしいです。

この本を手に取ってくださったあなたは、多少なりとも〝呼吸の重要性〟が気になっているということですから、どんどん試してみて変化を感じてください。

それでは、さっそくスタートしましょう！

大貫　崇

「呼吸力」こそが
人生最強の
武器である

もくじ

第2章

〝しっかり息を吐く〟だけで あらゆる問題が解決する

第1章

呼吸が人生を変えるわけ

なぜ呼吸が重要なのか?

人間のすべての活動のベースに「呼吸」というものがある。

呼吸に注目すべき3つの理由

本書のタイトルで、呼吸力は「人生最強の武器」になると表現しました。

そもそも、どうして呼吸がそれほど大切なのか。理由はたくさんありますが、代表的なものを挙げると次の3つがあります。

第一に、**生化学的な理由**です。

人間は生まれたときから、生きている限りずっと欠かさず呼吸を続けています。呼吸をしないと私たちは死んでしまいます。酸素を吸い込まないといけませんし、二酸化炭素を吐き出さなくてはいけないのです。

人は水を2～3日飲まなくても生きていけますし、食べ物を10日くらい食べなくても生きている人はたくさんいます。けれども呼吸だけは別格です。呼吸を10分も断たれると窒息死してしまいます。まさに「息」をしていることは「生き」ていることなのです。

2つめは、**精神的な理由**です。呼吸と精神の結びつきについては、これまでもさまざまに語られてきました。

例えば、緊張する場面で「一度深呼吸して気持ちを落ち着けよう」などということがあります。スポーツ中継を見ていると、大事な場面で選手が大きく息を吐いて勝負に臨む姿をしばしば目にします。

あるいは、森林浴をしたときに、ちょっと深呼吸をすると、心身ともにリフレッシュするのを感じます。

私たちは「呼吸でリラックスできる」というのを肌感覚で理解しています。

呼吸が精神に与える効用は、ヨガの世界などでは古くからいわれてきましたし、それが現代ではきちんと科学的に証明されつつあるのです。

そして、呼吸が大切である3つめの理由は、**身体的な理由**です。

私たちは1日2万回近くも呼吸を繰り返しています。その呼吸のやり方が、ちょっとアンバランスなものになると、身体に支障をきたす場合があります。

私は、呼吸と体の関係をわかりやすくイメージしてもらうために「これから2万回肩をすくめる動作をしたらどうなるか考えてみましょう」とお話しすることがあります。

2万回肩をすくめるのに、おそらく5〜6時間くらいかかると思います。5時間後には、きっと肩がパンパンに張っていることでしょう。これはあくまで極端な例ですが、呼吸をするたびに肩を上げ下げする動作をしていたら、確実に体は悲鳴を上げます。何しろ、毎日2万回も呼吸動作を繰り返しているのですから。

「肩こりが取れない」「腰痛が続いている」という人は、呼吸をするときの動作に問題を抱えている可能性があります。いくらマッサージやストレッチで痛みをやわらげようとしても、一時的にほぐれるだけ。問題のある呼吸を続けている限り、いたちごっこの繰り返しです。

だから、私たちトレーナーがトレーニングやコンディショニング、リハビリで目指すのは「動作の質を高めること」です。

人は生まれてから死ぬまでずっと呼吸を続けるわけであり、あらゆる人間の活動のベースに呼吸があります。動作の質を高めて、ケガをしない、疲れにくい体を手に入れるには、まず呼吸のやり方を正常化する必要があるのです。

check

生化学的・精神的・身体的という3つの側面から呼吸は人間にとって重要。

呼吸を変えるだけで、どうしても消えなかった痛みや不調が解消される。

〝膝の痛みは膝が原因〟とは限らない

私が呼吸の勉強を始めたのは2010年のことです。

そのとき、私はアメリカ大リーグのテキサス・レンジャーズのチームドクターが運営するPT（理学療法士）クリニックで、選手のリハビリやトレーニングに携わっていました。

当時は——当時だけでなく、今でも往々にしてそうなのですが——選手の膝が痛いとなったときに、膝のリハビリやトレーニングだけを行うという考えが主流でした。

しかし、どれだけ取り組んでも、膝の痛みは解消しません。

そこで出てきたのが、膝の「上と下」に着目するという視点です。人間の体の各部分は全部つながっています。その理屈から考えると、膝が痛くなるのは、足首の使い方や股関節の動きのよしあし、下半身の筋力の強弱などに原因があると推測できます。

そこで足首や股関節周りをトレーニングするわけですが、それでも膝の痛みは一向に良くなりません。

実際に痛みが引いてくる場合もあるのですが、そこに行き着くまでにかなり時間を要することもありました。自分のやり方に確証が持てないまま仕事をする状況が続いたのです。

「もっと根本的な解決策はないのだろうか」

股関節から骨盤、仙腸関節《せんちょうかんせつ》（骨盤の骨である仙骨《せんこつ》と腸骨《ちょうこつ》の間にある関節）、腰椎へとしだいに視点が上がっていき、どうやら体幹トレーニングにカギがあるらしいという結論に行き着きました。

そこで、膝の痛みの治療に体幹トレーニングを取り入れたのですが、やっぱりどうしても限界があります。再び自問自答が始まりました。

「そもそも体幹って何だろう……」

自分でもなんとなく、体幹というものの定義をきちんと突き詰めないと前に進めないのはわかっていました。周囲のパートナーたちと議論をしながら、情報を収集していたところ、「**根本は呼吸にある**」という主張が耳に入ってくるようになりました。

あるとき、呼吸についての講習会があると教えられ、参加してみることにしました。そこで見聞きした事実は、私の身体観どころか人生観を変えるには十分すぎるほどでした。

「今まで勉強してきたことは、いったい何だったんだろう！」

そう思えるほどに価値観がひっくり返るような出来事でした。内容は後ほど詳しく説明しますが、私が一生懸命、呼吸について学ぶようになったのはそこからです。

呼吸をするときに大切な役割を果たす「横隔膜」は、腰椎に付着しています。横隔膜が不自然に腰椎を1日2万回も引っ張り続けたら、腰に痛みが生じるのも当然です。

横隔膜が腰椎を引っ張ることで、骨盤の形や向き、ポジションも変わります。その変化は、大腿骨《だいたい》やお尻の筋肉、膝にも連鎖するので、膝に痛みが出てくるという理屈です。

だとすると、おおもとの呼吸が変わらない限り、骨の向きやポジションが改善されるわけがありません。お尻の筋肉をトレーニングしたところで、大して効果がなかったのもうなずけます。

根本は呼吸にある。現在では、そう気づいたアスリートたちが、呼吸トレーニングに取り組むようになっているのです。

check

体の痛みや不調の根本原因は、呼吸にあることが多い。

呼吸×パフォーマンスの関係

一流アスリートの驚異的なパフォーマンスも「呼吸」が支えている。

不調だった選手がホームランを連発した理由

呼吸の重要性がなんとなくわかりはじめた頃、私はアリゾナ・ダイヤモンドバックスというチームに2シーズン所属し、選手の呼吸を正常化させるアプローチを試みることになりました。当時、すでにリハビリメニューに呼吸エクササイズが取り入れられていたものの、選手は半信半疑で取り組んでいる状況でした。

「また呼吸？」と、バカにした口調でいわれたのを覚えています。

選手にとって呼吸のトレーニングはそれほどキツいものではありません。普通のトレーニングやリハビリは体に負荷をかけることで「効いてきた」という実感が得られます。これに対して、呼吸エクササイズは実感に乏しいという特徴がありました。

ただし、横隔膜の緊張はメンタル面での緊張とも深くリンクしています。横隔膜が緊張してリラックスできていないと、メンタル面でも緊張状態から抜け出せなくなります。

あるとき私は、ケガで戦列を離れていた選手に、呼吸を中心としたリハビリメニューを提供しました。するとどうでしょう。次に出場した試合で彼はホームランを打ったのです。

彼が結果を出したのは、体が使いやすくなったせいもあります。それに加えて、リラックスして、打席に入るときのマインドがクリアになったことが大きかったと思います。

野球という競技は、メンタルの要素が結果を大きく左右します。バッターがあれこれ考えてボールを見過ぎると、体が動かなくなるので、とたんに打てなくなるのです。

その後も彼は好調をキープしましたが、やがて徐々に調子が下降してきました。

今度は、彼のほうから「あのエクササイズをまたやってくれよ」という依頼がありました。そこで、再び横隔膜をリラックスさせて呼吸を整えたところ、またしてもその日の試合でホームランが飛び出しました。彼は興奮気味に私に語ってくれました。

「呼吸エクササイズのおかげで、自然体で打席に立つことができたよ！」

この経験を通じて、私は**呼吸を整えることがパフォーマンスの向上に結びついている**という事実を確信したのです。

ところで、意外に思われるかもしれないですが、実はプロ野球選手よりも、高校野球の有力校の選手のほうが激しいトレーニングをしています。例えば、高校生のほうがプロの選手よりも、確実に長い距離を走ることができるはずです。

バリバリ練習をしていた高校生がプロの世界に入ると、絶対的なトレーニング量は減ります。というのも、アメリカのメジャーリーグではシーズン１６２試合、日本のプロ野球では、シーズン143試合を戦います。毎試合、結果を残さなければならないというプレッシャーと戦いながら、プレーを続けるわけです。

そこで重要なのは、長丁場のシーズンに体を適応させていくことです。**足を速くしたり体を強くしたりするのも大切ですが、ケガを防いでメンタルを整えることも求められます。**

そして、そこで呼吸が果たす役割には非常に大きなものがあると考えています。

アスリートの呼吸改善に関わる中で、ふと気づくことがありました。

「これはプロのアスリートに限った問題じゃない」

毎日を快適に過ごして良いパフォーマンスを発揮する必要があるのは、ビジネスパーソンはもちろん、学生も、家事や育児に奮闘する人も同じです。呼吸は、誰もが毎日やっている動作であり、特別な才能がなくても、特別な体がなくても改善できます。

その気づきが、今日の私の活動につながっているわけなのです。

check

呼吸力を上げることでリラックスでき、集中力が高まることでパフォーマンスが上がる。

呼吸理論とは最近生まれたものか？

昔の日本人は、〝呼吸への意識〟を自然と持っていた。

慣用句が教えてくれる呼吸の重要性

私がアメリカで学んだ、ＩＡＰ（Intra-Abdominal Pressure）という呼吸にとってひとつの重要なコンセプト（94ページ）は、チェコの理学療法士であるパベル・コラー博士が唱えたＤＮＳ（Dynamic Neuromuscular Stabilization）という理論から生まれました。

ＤＮＳは、日本語で「動的神経筋安定化」などと訳されます。これは、赤ちゃんの発達運動学に基づく、チェコで始まった治療法です。

そして、**この呼吸に関する理論をケガの予防法として取り入れたのがアメリカのメジャーリーグです。**メジャーリーグでは、年間１６２の試合が行われています。もし、１日２万回以上も繰り返されている呼吸が乱れていれば、シーズンを通したときの体のコンディションにも大きな影響を与えます。

効率良く、安定的に体を使うために、呼吸が果たしている役割には非常に大きなものがある。それに気づいたことから、ＩＡＰ呼吸を学んで実践するようになったわけです。

ところで、明確な理論に基づいていたわけではありませんが、実は、私たち日本人も、昔から呼吸を重要視しながら生きてきました。武道の世界では、稽古の中で、丹田《たんでん》を意識することを繰り返し教えられます。丹田とは、おへその下にあり、人間が持っているエネルギー（気力）が集まるとされてきた部位です。丹田に呼吸を練り込むことで、体は動きやすくなるといわれます。初心者は、丹田を意識するあまり、お腹を引っ込めて息が吐けなくなります。しかし、武道の達人は、息を吐いて上手に丹田に空気を送り込みます。

「丹田に呼吸を練り込む」というとわかりにくいですが、物理的には「呼吸によって腹腔《ふくくう》内圧（IAP）を高めること」（94ページ）とほとんどイコールだと思います。チェコで唱えられた理論は、実は昔から日本に存在していたわけです。

腹腔内圧（IAP）が高まると、体幹が安定します。四肢が動きやすくなり、どんな事態にも対応できるようになります。昔の人は、丹田を鍛えると体がラクに動くようになることを肌感覚で理解していたので、日常的に丹田を鍛錬していたのでしょう。

また、呼吸と深く関係する体の動きや状態は、しばしば慣用句として使われてきました。代表的なものに、「**首が回らない**」があります。借金などで身動きが取れなくなった状態を表すフレーズです。「首が回らない」を物理的に解説すれば、呼吸するときに首の周りの筋肉を使ってしまっている状態です。

これでは、体が緊張状態になり、冷静な判断もできなくなります。実際、肩で呼吸をしている人は、文字通り「首が回らない」状況に追い込まれてしまいがちなのです。

あるいは、**「手当て」**という言葉もよく使います。「病院で手当てを受ける」「手当て療法」などといいますが、緊張しているときに胸に手を当てるとたしかにリラックスできます。これは、胸に手を当てると横隔膜が抑制されて、ドーム状の形を作るという人間の反射（「肋間《ろっかん》神経・横隔膜反射」といいます）があるためだそうです。

後述しますが、横隔膜がドーム状になるということは、息を上手に吐けるということ。副交感神経が優位になり、精神的にもリラックスできます。

私たちが家族とハグをしたときに、なんだかホッとした気分になったり、子どもがお母さんに背中をさすってもらうと安心できたりするのは、実は理にかなった行動だったのです。効果を実感するからこそ、昔から行ってきたわけです。

check

最新の呼吸理論と、武道に伝わる丹田呼吸法などには共通点がある。

ビジネスパーソンの多くは呼吸ベタ

運動不足、
ストレス過多の時代には
呼吸改善が必須。

環境が呼吸を難しくしている

はっきりいって、現代人の多くが、体にかなり負担のかかる呼吸をしています。では、どうして現代人はうまく呼吸ができなくなってしまったのでしょうか。

真っ先に思いつく理由が「運動不足」です。昔の人と比べると、現代人は圧倒的に走らなくなり、歩かなくなり、しゃがまなくなりました。

昔の人は、落ちている木の実を拾ったり、木に登って果物をとったりしていました。もっと時代がさかのぼれば、獣を追いかけて狩りをしたり、川に入って魚をつかまえたりしていました。要するに、生活と運動が直結していたのです。

まだ子どもだった頃は、友だちと遊んだりスポーツをしたりして体を動かしていたという人が多いかもしれません。

けれども、大人になると、とりたてて運動しなくても生活ができます。会社に出勤するときには電車やバス、自家用車を使い、エレベーターやエスカレーターを使えば階段を上り下りする必要もなくなります。

職場では、イスに座ってずっとパソコンで作業している人もたくさんいます。「ゼイゼイハアハア」と息をするのは、商談に遅れそうになってダッシュするときくらい。

ほんの少し前まで、何かほしいものがあったときに、私たちはお店に出向いて買い物をしていました。でも、今はインターネットでクリックするだけで、ほとんどのものが自宅に届けられます。運動不足の傾向は、日々加速しています。

呼吸は、呼吸筋という筋肉の働きと関わっています。運動不足によって呼吸筋がうまく使えなくても、日常生活にはこれといった支障がないので、気づかぬうちにどんどん呼吸が下手になるというわけです。

猿人が直立二足歩行をするようになり→槍などの道具を持つようになり→工具を持つようになり→パソコンの前に座るようになる、という人類の進化を描いたイラストを見たことはないでしょうか。これを素直に進化と呼ぶべきか、あるいは退化と呼ぶべきか、よくわからなくなってきます。

そこに過剰なストレスがのしかかることで、もっと呼吸は乱れていきます。そして、乱れた呼吸に自分でも気づかないまま、常態化していってしまうのです。

私は、ジムに来るクライアントに、しゃがんだり、四つん這いで這いつくばったりする動きをしてもらうことがあります。

しゃがんだり這いつくばったりする動きは、息が吐けないとできない動きです。水の入ったペットボトルを思い浮かべてください。これを力ずくでひねろうとしても、びくともしません。しかし、ある程度水を抜いて空間ができたペットボトルは簡単にひねることができます。実は体も同じ理屈です。息を吐いて体から空気が抜けることで、「しゃがむ」「這う」動作ができるようになるのです。

昔の人は、日常生活の中でこれを当たり前に行っていましたが、今はあえてやらなくても生きていけます。そのかわり、気がついたときには負担のかかる呼吸のせいで腰や肩や膝の痛みを抱えることにもなりかねません。

そこで、まずは呼吸する力を取り戻すために、コンディショニングをする必要があるのです。

check

呼吸力の低下は「運動不足」と「過剰なストレス」による。

消えない不調×呼吸の関係

何をしても治らない「肩こり」「腰痛」は、呼吸の代償動作のせい。

代償を引き受けるパーツに不調が現れる

先日、とあるボイストレーニングの先生と話をしていたら、「技術的に伸び悩んでいる生徒は、たいてい姿勢に問題があるんです」と語っていました。先生によると、問題がある生徒は、**「肩が上がっている」「背中が曲がっている」など、姿勢の面でいくつかのパターンに分けられる**というのです。さすがプロは細かいところをよく見ていると思いました。

体に痛みを抱えているときなども、姿勢を見るだけで、わかる人にはわかってしまいます。

姿勢は、「代償」のパターンとして表れます。代償とは、何かの代わりになるもののことです。**体が本来あるべき動作を取ることができない場合、脳は勝手に代償して行動目標を達成しようとします。**

例えば、歩くときに足が上がりにくくなったお年寄りが、すり足で歩いたり、足を横に振って前に出したりして歩くことがあります。足が上がりにくい理由には、筋肉が衰えたり、可動性が失われたりしていることが考えられます。いずれにしても、普通に歩くのは難しいので、ほかの筋肉で補いながら、歩くという目的を達成しているわけです。

代償がどのように出るのかは、その人が置かれている環境や、噛み合わせ、視野視覚、ストレス、寝ているベッドや履いている靴など、たくさんの要素に左右されます。**一人ひとり姿勢や動作が異なるのは、それぞれの体のコンディションや環境に応じて最適の姿勢や動作を取ってきたからです**。

代償は、生きている証拠ともいえます。一概に否定すべきものではありません。また、代償動作をしているからといってすぐに支障が出るわけでもありません。現代人は、走ることができなくてもライオンに襲われる心配はないですし、タクシーやエレベーターを使えば、問題なく生活できてしまいます。ただ、**代償が全身の不調につながる可能性はあります**。代表的な問題には、次のようなものがあります。

- 本来使うべき筋肉ではなく、ほかの筋肉を使うことで、使ってきた筋肉に負荷がかかりすぎて痛みにつながる
- 筋力の低下や姿勢の変化によって関節に負荷がかかり、変形性関節症などを引き起こす
- 動作が非効率なため、疲れやすくなったり運動不足になったりする

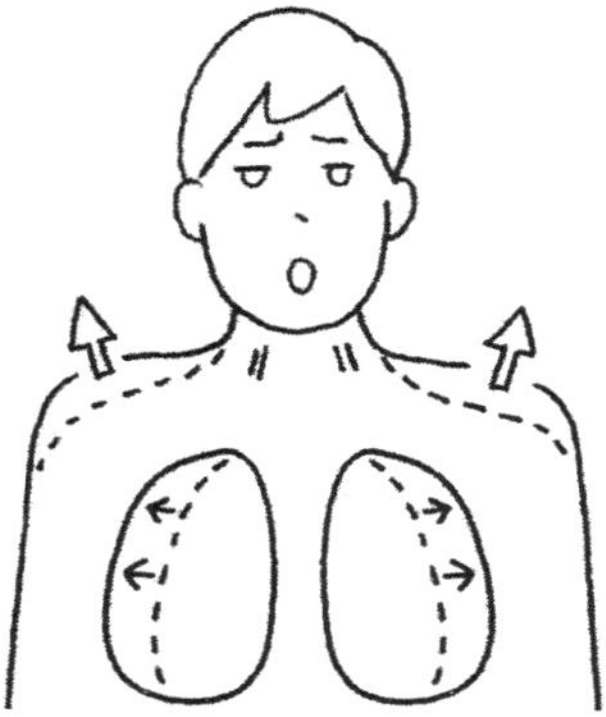

代償的な呼吸の様子

呼吸についても同じです。**本来使うべき呼吸筋を使って呼吸ができていないと、代償動作を担う筋肉に、大きな負担がかかります。**

肩で呼吸をしていかり肩になっている人、首呼吸をして首が前に出ている人は、まさに代償して呼吸をしています。横隔膜が腰椎を引っ張っている人は、腰が反った状態（反り腰）になってしまいます。

こういった動作を1日2万回近くも続ければ、痛みが出てくるのも当然なのです。

check

呼吸の代償動作が知らず知らずのうちに体に負担をかけ、不調をもたらしている。

自律神経×呼吸の関係

自律神経に意識的にアプローチできるのは呼吸だけ。

交感神経と副交感神経はアクセルとブレーキの関係

「自律神経を整える」という言葉を、どこかで耳にしたことがあるでしょうか。

そもそも神経とは、体の各部と脳をつなげるネットワークのこと。このネットワークは体のすみずみに張り巡らされていて、たくさんの情報や指令を伝える役割を担っています。神経は、脳と脊髄《せきずい》にある「中枢神経」と、全身に行きわたる「末梢神経」の2つに分けられます。簡単にいうと、中枢神経が「指令を出す神経」で、末梢神経が「情報の伝達を行う神経」です。さらに末梢神経は、「体性神経」と「自律神経」に分かれます。

体性神経は、体が知覚した情報を脳に伝えたり、脳からの指令を受けて手や足を動かしたりするための神経。私たちは、この神経を使って意識的に手や足を動かすことができます。つまり、体性神経は意識でコントロールできる神経といえます。

一方、自由にコントロールできないのが自律神経です。自律神経は体温の調節、血液の循環などの働きや、内臓器官の働き、食べ物を消化する機能にも関わっています。

私たちは、食事をしたあとに「今から胃を働かせて食べたものを消化しよう」「血糖値が上がってきたから、すい臓からインスリンを出して細胞にブドウ糖を取り込もう」などと自律神経を意識的に働かせることはできません。

自律神経は、私たちの意識とは無関係に〝自律〟して24時間休まず働いているのです。

さて、ちょっと細かくなってきましたが、**自律神経は、さらに「交感神経」と「副交感神経」に分けられます。**交感神経には、血管を収縮させて血圧を上昇させたり、アドレナリンの分泌をうながしたりする働きがあります。いってみれば、人を活動させるための態勢を整えてくれる神経であり、昼間に優位になります。

そして副交感神経には、胃や腸を働かせるほか、心拍数や血圧を下げて心身を休ませる働きがあります。眠っているときやリラックスしている夜間に優位になります。

要するに、私たちが会社などで仕事をするときには交感神経が、帰宅してリラックスするときには副交感神経が活発になっているわけです。


交感神経と副交感神経の関係は、アクセルとブレーキの関係に似ています。**クルマがアクセルとブレーキを交互に使いながら安全走行するのと同じように、人も交感神経と副交感神経のバランスを取りながら日常生活を営んでいます。**

「自律神経が乱れるとよくない」という話を聞くことがあるかもしれません。

現代人の多くはストレスを抱え、交感神経が優位になっています。そこで副交感神経の働きを活性化させる必要がありますが、ここで一つ問題があります。私たちは、自律神経を意識的に働かせることができないという問題です。

実は、この問題を解決するために、誰でも簡単にできる手段が呼吸です。自律神経は、呼吸の働きにも関わっているため、呼吸を通じてコントロールする方法があるのです。

私たちは、普段は自律神経によって無意識に呼吸をしています。その一方で、あえて「大きく息を吸おう」「今は息を止めよう」などと意識的に呼吸することもできます。これはかなりすごいことです。自律神経にアプローチしたければ、呼吸をコントロールすればいいということです。

具体的には、息を吸うことは交感神経と、息を吐くことは副交感神経と結びついているといわれています。つまり、体を副交感神経優位に持っていくためには、単純にいえば息を吐く時間を長くすれば良いのです。

check

自律神経に唯一働きかけられるのが、呼吸。

コラム

理論よりも実感が大切！

ここまでは、呼吸がなぜ重要なのかという話をしてきました。私はトレーナーとして、呼吸をテーマにセミナーやセッションを行う機会がしばしばあります。参加者には、座学の講義をするだけでなく、実際に呼吸エクササイズを行っていただきます。そこでは、あえて細かい説明はせず、とにかく体を動かしていただくようにしています。

1時間もすると、みなさん一様にスッキリした表情になります。

「なんだかリラックスできました」

「体が軽くなったような気がします」

そのような感想を持って帰って行きます。とても嬉しいことです。

優れたトレーナーには、饒舌《じょうぜつ》な人が多いです。彼らはもともと人間の体に興味があります。運動の原理などを語らせたら、勉強している人ほど、どこまでも細かい話ができます。ちょうど、車マニアの人に車の話題を振ると、止まらなくなるようなものです。

トレーナーに、「肩甲骨周りを動かしましょう」などといわれたとき、ぜひ「何筋と何筋と何関節ですか？」と質問をしてみてください。即座に的確に答えられるトレーナーは、信用できると考えてよいでしょう。

ただし、一方的に説明が多くなってしまうトレーナーが増えているのも事実です。

「○○を動かすときは□□筋と□□筋が必要です」

「△△筋と××筋があべこべの動きをするとよくないので解消しましょう」

このように説明をしすぎると、聞いている人は頭で考えすぎて体が動かなくなります。どれだけ知識が身についても、体が動かなくなったら本末転倒です。

私の場合は「どこが効いていると感じますか?」などと質問をすることはあります。

その答えを聞いて、「それはエクササイズが合っていない可能性がありますね」といってエクササイズを変更することもあれば、「いいですね、それを続けてください」ということもあります。いずれにせよ、頭で考えすぎるよりも、実感すること、感覚を持ってもらうことに意味があると考えています。

この本は、呼吸についての解説書でもあるので、多少、説明的なところはあります。ただ、あくまでも大事なのは理論よりも実践です。ある程度の知識が身についたら、ぜひ呼吸エクササイズにチャレンジしてみましょう。

もしくは、ウンチクはさておき、とにかく実践したい! という方もいらっしゃるかと思います。

そんな場合は、今すぐに、エクササイズを紹介している第2章の終わりや、第5章に飛んでいただいてもかまいませんよ！

第2章

〝しっかり息を吐く〟だけであらゆる問題が解決する

呼吸の正解とはいったい何か？

たった一つの正解よりも、
「ニュートラリティ」を
取り戻すことがゴール。

そのとき必要な呼吸ができているか？

私が呼吸をテーマにしたセミナーなどでお話しするとき、真っ先に受けるのが次のような質問です。

「正しい呼吸って、どういう呼吸なんですか？」

そう聞きたくなる気持ちはよくわかります。「正解の呼吸」というとき、多くの人は、「お腹が○○のように動いて、○○のような姿勢をとり、○○のように息を吸ったり吐いたりする」という理想の〝フォーム〟のようなものを求めています。

でも、ちょっと待ってください。理想のフォームを求めようとするとき、それが唯一の正解で、それ以外のフォームは間違っていると思われがちです。けれども、実はどんな呼吸も正解といえますし、どんな呼吸も間違っているといえます。

「え?!　どういうこと？」と疑問に思われた人も多いことでしょう。

私がいいたいのは、「**場面ごとに応じた呼吸をできることが大切**」ということです。

例えば、あなたが大事な商談に向かう途中、車両トラブルのため電車が途中で止まってしまったとしましょう。3分経っても5分経っても動き出す気配がありません。あなたはだんだん焦りを感じ始めます。

「ヤバい、このままでは遅刻してしまう！」

幸いなことに、しばらくすると電車は運行を再開しましたが、目的の駅につくと、約束の時間まで残りわずかしかありません。先方のオフィスに向かい、とにかく必死でダッシュします。日ごろの運動不足がたたり、走る姿はヘロヘロでしたが、なんとか時間ギリギリに到着。約束の時間には遅れずに済みました。

このとき、あなたの呼吸はどうなっているでしょう？　心臓はバクバクして「ゼイゼイハアハア」と荒い呼吸を繰り返しているはずです。

胸は上がって、肋骨も開いて、とりあえず空気を入れるための〝不自然な〟呼吸をしています。けれども、この場合は、こういう不自然な呼吸が必要なのです。逆に、こういう場面で肩を上げ下げするような呼吸ができないほうが問題です。

あるいは、必要に応じて息を止める能力も重要です。例えば、街を歩いていて、くわえタバコの人とすれ違うときがあります。このとき、瞬間的に息を止める能力がないと、副流煙をたくさん吸い込んでしまうことになります。

歩きながら、しかも、吐きながら止めなければいけないので結構大変です。さらに、タバコの煙が届かない場所まで息を止めたまま早歩きする必要もあります。非常時には非常時の呼吸が求められるわけです。

これに対して、普段仕事をしているときに肩を上げ下げしていたり、ちょっと床に落ちているものを拾ったりするときに、息を止めたりしていたら問題です。

要するに、正解の呼吸とは、「状況に応じてうまく呼吸ができるということ」です。これを私たちは「**ニュートラリティ**」という言葉で表現しています。ニュートラリティとは、簡単にいうと、どちらにも行ける能力があるということ。逆に、ニュートラリティを失っている「間違った呼吸」があるとすれば、それは一つに偏った呼吸だといえます。だから、呼吸に絶対的な正解があるとは言い切れないのです。

しかしそうはいっても、心身に負担をかけない呼吸にはいくつかのポイントがあります。次から詳しく説明していきましょう。

check

「必要なときに必要な呼吸ができる力」を取り戻す。

現代人の呼吸のどこが問題か?

多くの人が
息を「吸い過ぎ」ている。
そしてそれに気づいていない。

ほとんどの人が息を吸い過ぎている

まず、多くの人に共通する呼吸の問題点があります。

それは、「**息を吸っている時間が長い**」という問題です。**逆にいうと息を上手に吐けない人が多く見受けられます。**

36ページで自律神経と呼吸の関係について説明しましたが、息を吸っている時間が長くなると、交感神経が優位になって、「いつも緊張している状態」に陥ります。

また、PHバランスが変わることで体の組織は炎症しやすくなります。皮膚炎を起こしやすくなったり、胃腸や消化器官のトラブルを抱えやすくなったりするのも、息の吸い過ぎに関係していると考えられます。

交感神経優位ということは、痛みを知覚しやすい過敏な状況ということでもあります。体に何かトラブルが起きると、すぐに痛みを感じ、病院やクリニックに駆け込む行為を繰り返します。

つまり、**炎症しやすい体になる→体にトラブルが起きる→痛みを感じやすいので頻繁に不調を感じるようになる、という悪循環が定着します。**

本当は痛みを感じたらすぐに休む必要があるのですが、現実にはなかなかそうもいきません。毎日の忙しい仕事や人間関係のプレッシャーなどが、休むヒマを与えてくれないのです。

一昔前なら、会社を一歩出たとたんに仕事のプレッシャーから解放されたかもしれません。けれども今はスマホを持っている限り、夜間や休日を問わず、メールやＬＩＮＥで仕事の連絡が当たり前のように入ってきます。

ベッドの中でもスマホのブルーライトを浴び続け、交感神経優位の状態で就寝しますから、当然のように眠りも浅くなります。そして翌朝また早起きして、混雑した電車に揺られて出社……。考えただけでもストレスが溜まります。溜まったストレスをてっとり早く解消しようとしてお酒にはしると、体はもっと炎症します。

呼吸が下手になったから休めないのか。それとも休めないから呼吸が下手になるのか。この「ニワトリが先か卵が先か」ともいえるジレンマに陥ると、なかなか抜け出すのは難しくなります。

まずは、息を吸い過ぎている自分に気づいてあげると良いと思います。「吸い過ぎているダメな自分」と自己否定するのではなく、「最近忙しかったし、吸い過ぎになっていたかもな」と自分の頑張りを認めるのです。その上で、息を吐くことを意識しましょう。

check

まずは「息の吸い過ぎ」に気づく。その上で、吐く力をつけることを目指す。

深呼吸は本当に体に悪い？

深い呼吸自体はＯＫ。
ポイントは、吸い過ぎの上に
さらに息を吸わないこと。

深呼吸をしてはダメ？

最近、「深呼吸は体に悪い」と主張する本がベストセラーになりました。その影響か、「深呼吸をしてはダメなんですか？」と質問をよくいただきます。

これも、「吸い過ぎがよくない」というメッセージを伝えているという意味では同じ理屈です。

「深呼吸」というと、ラジオ体操でやるような、両手を広げて息を大きく吸い込み、ふーっと吐き出す動作が思い浮かびます。そうです。**もともと吸い過ぎているところに、大きく息を吸い込むわけです**。結果的に、さらに吸い過ぎになってしまうのが問題なのです。

私がセミナーなどで、「息を大きく吐いてください」というと、ほとんどの人が、いったん息を大きく吸い込みます。まさに「深呼吸」をしようとします。

いきなり息を吐ける人は、かなり少数派です。

「いえいえ、私は『吐いてください』っていいました」

「はい。ちゃんと吐きましたよ」

「いや、一度大きく吸ってますよね？」

「だって、吸わないと吐けないじゃないですか」

こんな会話になるケースが多々あります。

私は、みなさんがすでに吸い過ぎなのを知っているので、吐いてほしいのですが、「吸わなければ吐けない」という思い込みがあるので、みんな息を吸おうとしてしまいます。

何のテンポもおかずにいきなり息を吐けない。これこそ、息を吸い過ぎている証拠です。

吐く前に吸いたくなるのは、二酸化炭素への耐性が低いからです。いつも息を吸い過ぎていると、二酸化炭素への耐性が下がり、二酸化炭素に過敏に反応するようになります。

「体に二酸化炭素が多すぎる」とセンサーが反応し、「息を吸え」という指令を出し続けるのです。二酸化炭素への耐性が低くなるのは、ストレスやアルコールの飲み過ぎなど、さまざまな理由が考えられます。

だから、深呼吸が悪いのではなくて、厳密にいうと「吸い過ぎになる深呼吸はダメ」。深く吐くのを「深呼吸」に含めるのであれば、その深呼吸はアリです。

まずは間髪入れずに、今いきなり息を吐けるかどうかを試してみてください。

息を吐ききったあとにも、すぐに吸うのではなく1テンポ、2テンポ置いてあげるのが

いです。

理想です。極端にいえば、吐いたあとにそのまま20秒くらい息を止めていてもいいくら

歩いているときならば、息を吐いた後に、10歩ぐらい息を止めて歩いてもいいかもしれません。例えば、自宅から駅に向かって歩くとき、息を吐いた後に、10歩分息を止めてから吸う。また吐いて10歩分息を止めてから吸う。これを繰り返してみましょう。

かなりキツいのですが、そのくらいできるようになると、二酸化炭素への耐性は上がります（道の途中で意識を失ったりしたら大変なので、くれぐれも無理はしないようにしてください）。

check

二酸化炭素への耐性をつけて、「吸い過ぎ」の悪循環から抜け出す。

今すぐやめるべき呼吸の仕方

口呼吸で免疫力が低下し、あらゆる健康リスクをまねく。

今すぐやめるべき最悪の呼吸

もう一つの悪い呼吸として挙げられるのが、口呼吸です。口を開けたまま呼吸を繰り返す行為は、人体に計り知れないダメージをもたらします。今すぐにでもやめるべきです。

では、口呼吸にはどのような悪影響があるのでしょうか。

第一に挙げられるのは「**免疫力の低下をまねく**」ということです。呼吸が鼻を通らないということは、鼻が持っている濾過《ろか》作用が使われないことを意味します。口から呼吸すると、細菌やウイルスが体に入りやすいので、結果的に風邪を引きやすくなったり、病気になりやすくなったりします。

また、口から呼吸すると、たくさんの空気が入ってくるので、肺の中と外気の気圧が同じになります。**結果として、横隔膜を動かさなくても呼吸できるようになるので、内臓は動かなくなって機能が低下し、交感神経優位も解消しなくなります。**

さらに、口呼吸をしていると、鼻腔から分泌される一酸化窒素（NO）が体に入ってこなくなります。実は、**一酸化窒素には、血管拡張作用、体温上昇、分泌系・免疫系・生殖機能の機能向上、リラクゼーション効果などがあることがわかっています。**

日常的に口呼吸を続けていれば、結果的に、血管が拡張せず、免疫力は低下し、生殖機能なども低下するおそれがあります。血管が拡張しなければ、心臓病や脳卒中のリスクも高まります。

私が間近で見る限り、50〜60代の経営者の方のほとんどが口呼吸をしています（もちろん、そうでない人もいますが）。経営者は、多忙な仕事に追われ、社員の生活も抱えており、大きなストレスを感じています。その上、会合や接待などで、お酒を口にする機会もたくさんあります。お酒を飲んで帰宅し、口が開いた状態で大いびきをかいて寝ます。当然、体は休まりません。もちろん、お酒を飲むのはかまいません。飲んだ日の夜くらい、寝不足になったり、不自然な呼吸をしたりすることがあってもいいのです。ただしその後、元に戻れなければなりません。

まず「自分は口呼吸をしている」「息を吸い過ぎている」という事実に気づきましょう。

歯科衛生士の方に聞いたお話ですが、例えば誰かに突然、「昨日の夜、何食べた？」と聞かれたと想像してみましょう。そのとき、どんな口をしているかイメージしてみてください。咄嗟《とっさ》のときに口が開いているようでしたら、おそらく口呼吸をしている可能性が高いです。自分で鼻呼吸に改善できないときは、医療機関に受診するなど、専門家のアドバイスを受ける方法もあります。

ところで、口呼吸と関連して注意したいのが、舌の位置です。

本来、上顎についているはずの舌の位置が落ちてきてしまうと、下顎の重みと一緒になって口が開いてしまいます（鼻呼吸をしている人でも、舌の位置が落ちている人はいます）。寝るときも、舌が落ちていると気道が塞がれてしまいます。すると気道が狭くなるので、いびきをかいたり、無呼吸になりやすかったりというデメリットが生じます。睡眠の質も著しく低下します。

寝るときにどうしても口が開いてしまう人は、唇にテープを貼る方法もあります。「鼻呼吸テープ」「口閉じテープ」などの名称で、各種の商品が販売されています。いずれも、唇に縦に貼ることで、呼吸を改善するものです。こうしたテープを試すのもよいでしょう。

check

免疫力の低下や筋力（呼吸力）の低下をまねく「口呼吸」は絶対にやめる。

浅くて速い呼吸になるのはなぜか？

呼吸するときに動かすべき「横隔膜」をしっかり使えていない証拠。

無自覚に〝浅く速い呼吸〟を繰り返す人がほとんど

息を上手に吐けない人の多くは、小刻みに浅い呼吸を繰り返しています。「あ、今私の呼吸は浅くなっている」と気がつく人はまだいいのですが、無自覚なままに浅い呼吸をしている人がほとんどです。

よく、ピラティスやヨガの先生がレッスンをするとき「浅い呼吸ではなく、ゆっくり深い呼吸をしましょう」ということがあります。でも、もしかすると生徒のみなさんも「深い呼吸」が何を意味しているのかわかっていないかもしれないのです。

呼吸の浅い・深いは、「横隔膜」の形にわかりやすく表れます。

ちょっと大きめのお椀を思い浮かべてください。このお椀は、深くなったり浅くなったり伸縮自在だとしましょう。このお椀を逆さまにひっくり返して、肋骨の底に貼り付けます。ごく簡単にいうと、それが横隔膜です。

呼吸というと、「肺を使って空気の出し入れをすること」というイメージがあります。けれども、実際には肺が自力で動くのではなく、肺の下にある横隔膜が動くことで、肺の中に空気が取り込まれたり、反対に空気が押し出されたりしています。

勘違いしやすいのですが、横隔膜はれっきとした筋肉です。そして筋肉は力を入れると短くなり、リラックスすると長くなります。力こぶを作るとわかりますよね。

ドーム状の筋肉である横隔膜が収縮して短くなると、ドームの天井が下に下がります。するとその上にある肺が広がって空気が入ります。これが、息を吸っているときの横隔膜の動きです。

反対に、横隔膜がリラックスすると、ドームの天井がもとの高さに戻ります。このとき肺にあった空気が押し出されます。これが、息を吐いたときの横隔膜の動きです。

息を吸ったときに横隔膜は収縮し（天井が低くなり）、吐いたときにリラックスする（天井が高くなる）。まずは、このイメージをしっかりつかんでください。

さて、**「呼吸が浅い」とは、横隔膜が緊張して短くなった状態（天井のカーブが浅い状態）で呼吸を繰り返しているということです。**

これでは一度にたくさんの息を出し入れできないので、当然のように呼吸の頻度が上がります。だから小刻みな呼吸を繰り返すという理屈です。

息を吸ったとき

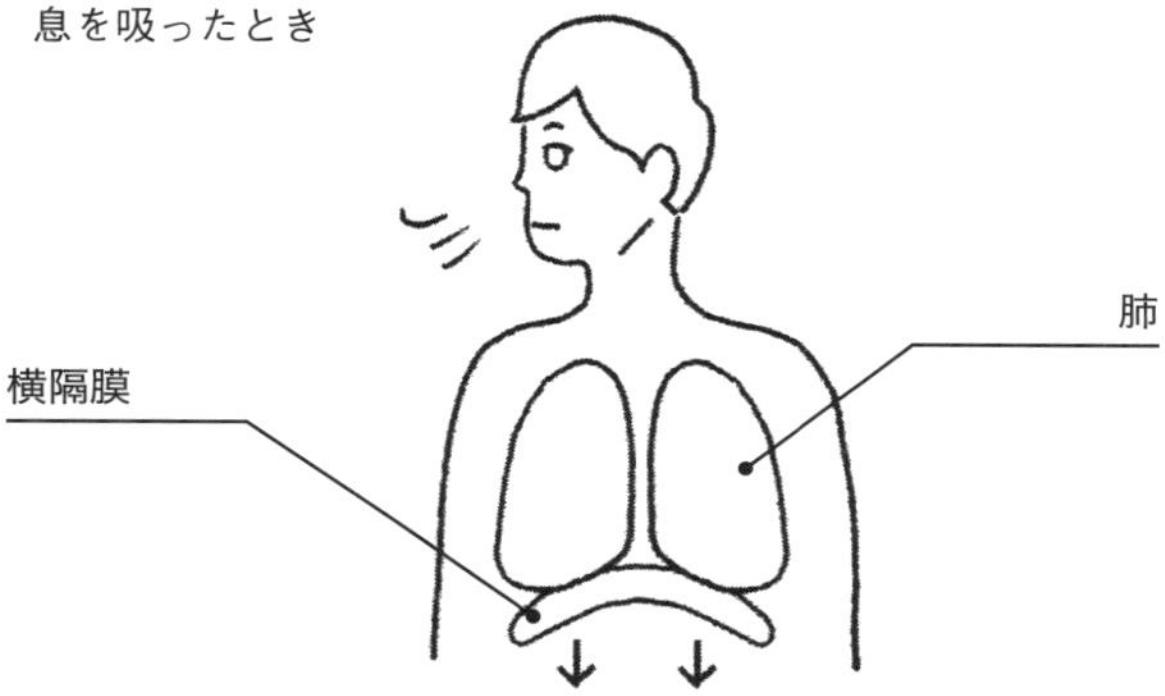

息を吐いたとき

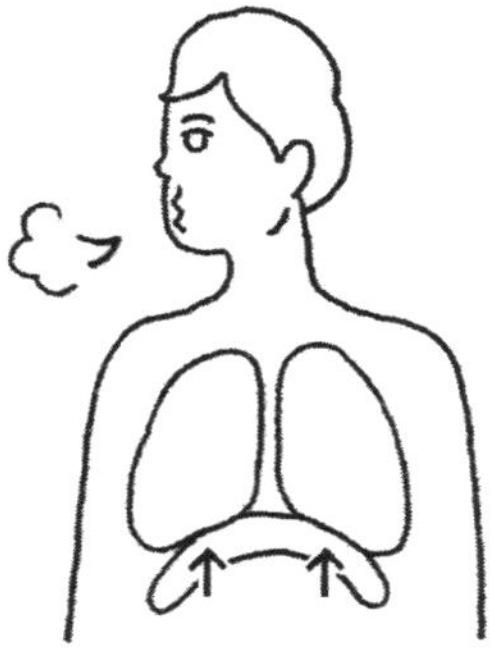

深い呼吸というと、肺活量が大きいかどうかだと思うかもしれません。けれども、肺の容量には個人差があるので、絶対量が大きいからといって深い呼吸ができているとは言い切れません。

実際に、空気をため込んだまま吐けなくなっている人はたくさんいます。こういった人は、肺活量を測定するときにはたくさん息を吐けるのですが、普段はおそらく、吸った状態で呼吸を繰り返しているのだと思われます。

あくまでも重要なのは、横隔膜の天井のカーブが深くなっているかどうかなのです。

ここで一つの問題があります。**横隔膜の動きを自分でイメージするのが難しい**という問題です。何しろ横隔膜の動きは目に見えませんから、「今、横隔膜が緊張したな。今、リラックスしたな」と自覚できないのも当然です。

実際に横隔膜という筋肉には、受容器（筋肉自体の伸び縮みを感知するセンサーのようなもの）の配置が少ないということがわかっています。1日2万回ずつ運動をしている横隔膜から、いちいち情報がきていたら脳が困ってしまいますが、横隔膜が今何をしているのかわかりにくいというデメリットもあるのです。

そのため、横隔膜をしっかり使って呼吸ができているかどうかは、別のポイントに目を向けることで判断していきます。次で詳しく説明しましょう。

check

深い呼吸のポイントは肺活量ではなく、横隔膜のお椀の深さにある。

自分の呼吸のよしあしを知る方法

鏡の前に立ってみたとき、
①肋骨が浮き出ている
②頭の位置が前に出ている
なら要注意。

肋骨の位置に要注意

自分の呼吸のよしあしをチェックする一つの目安が「**肋骨の位置**」です。

これを知る最も簡単な方法があります。お風呂場で裸になったとき、鏡に上半身を映してみます。**肋骨がボコッと飛び出し、みぞおちから下のお腹の辺りが三角形にへこんでいる人は要注意です。**

肋骨が飛び出した状態で固まっている人は、息を上手に吐けていない人です。普通、息を思い切り吸ったときにお腹は全体的に膨らみます。反対に息を吐いたときには、お腹も胸部も全体的にしぼみます。

つまり、**息を吸ったり吐いたりしているときに、肋骨が過度に飛び出さず、お腹と胸部がシンクロして動いていればOK**です。もしも常に肋骨が飛び出している状態なら、**息を吸った状態のまま止まっている**ということです。

実際には、呼吸しながら生きているわけですから、吸ったり吐いたりはしています。ただ、空気を十分に吐ききれてない状態が続いているのです。
これは比較的、男性に多く見られるパターンのように思います。

一方、女性に多いと思われるのが、頭の位置が前に引っ張られるパターン。会社などで、頭だけ不自然に前に出しながらキーボードを打っている人を見かけませんか？　まさしく、あの「ストレートネック」と呼ばれる姿勢です。女性に限らず、デスクワークで長時間パソコンを使っている人が陥りやすい姿勢でもあります。

このパターンは、首回りの筋肉を使って呼吸していることに原因があります。つまり、32ページで説明をした、代償的な呼吸をしているということです。「肩で息をする」という言葉がありますが、首回りの筋肉を使い、肩をすくめるようにして1日2万回も呼吸をしていると、当然のように首回りは緊張します。

首回りの筋肉は、息を吸うことはできますが、吐くことはできません。血中の二酸化炭素濃度が高くなり苦しくなるので、さらに首回りの筋肉を使って必死で呼吸をするため、ますます首回りが緊張するという悪循環にハマってしまいます。

ひどい肩こりに悩まされたり、頭痛に苦しんだりするのも、呼吸が大きく関係している場合があるのです。
　これらを踏まえた上で、次の項目では、体にとって負担のかからない理想的な呼吸について見ていきましょう。

check

肋骨が浮いた人は息を吐ききれておらず、頭が前に出た人は首回りの筋肉で呼吸している。

まず目指すべき「ゼロの呼吸」

理想的な呼吸とは、
①横隔膜がきちんと動く
②息を吸う時間のほうが短い

まず「吐くこと」が大切

この章の冒頭で述べたように、呼吸に絶対的な正解はありません。それを踏まえた上で、普段生活をするときの、「安静時の理想的な呼吸」についてまとめてみましょう。

■横隔膜がきちんと上がり下がりする（ドーム状の屋根が上下する）
■適切なテンポで呼吸を繰り返す
■吸うときは鼻から吸う
■吐く時間のほうが少し長く、息が吐き終わったあと、1テンポか2テンポくらい止まる

息を吐いたあと1テンポか2テンポ遅れてから吸うというのは、**横隔膜がドーム状の屋根の形を作っている時間が長い**ということです。それは、吸う時間よりもそれ以外の時間が長い、ということでもあり、副交感神経を優位にするために非常に重要です。

近年は、酸素カプセルや酸素スプレーが広まっていることもあり、「酸素をたくさん吸ったほうがいい」「二酸化炭素は良くない」というイメージで理解している人がたくさんいる

ように思います。けれども、**正しくは酸素も二酸化炭素もどちらも重要です。**体にとって、過剰な二酸化炭素は細胞に悪影響をもたらしますが、適度な二酸化炭素は必要なのです。大切なのは、呼吸を通じて酸素と二酸化炭素のバランスを保つことです。

血液中の成分である赤血球は、ヘモグロビンというタンパク質を持っています。このヘモグロビンは、酸素を体中に運搬する役割を担っています。

実は、ヘモグロビンが酸素を体中に運び、各場所へ「渡す」ときに必要となるのが二酸化炭素です。二酸化炭素がないと、細胞に酸素を行き渡らせることができません。

つまり、息を吸い過ぎている状態は、赤血球というトラックが酸素を荷積みしたまま、現場で荷下ろしできずにぐるぐる走行しているようなものです。

ストレスを抱えた状態が続くと、交感神経優位になり、なかなか息が吐けなくなって、吸った状態での小刻みに浅い呼吸が繰り返されます。このとき、体は息を吸った状態で安心します。つまり、血中の二酸化炭素濃度が低い状態に慣れていきます。すると、**ゆっくり呼吸をしようとしたとき、二酸化炭素濃度の上昇にすぐに体が気づき、「吸って」と命令します。**結果的に、さらに息を吸い過ぎるという悪循環に陥ってしまうのです。

不安やパニック状態の人が陥る「過呼吸」も、まさにこの吸い過ぎ状態の典型例です。

パニック障害や極度の不安・緊張などで何度も激しく息を吸ったり吐いたりすると、血液中の二酸化炭素が少なくなり、息苦しさを感じ、余計に何度も呼吸をしようとします。同時に、血管は収縮し、手足のしびれや筋肉のけいれんも起きるため、精神的にさらに動揺して過呼吸になるという悪循環です。

こういったときの対処法として、紙袋を口に当てて、一度吐いた息をもう一度吸うことがあります。これによって、血液中の二酸化炭素の濃度を高くするわけです（現在では、逆に血液中の酸素濃度が低すぎになるおそれもあるので、推奨されない傾向もあります）。

大切なのは、吸うことよりも「吐くこと」です。普段から、吸う時間よりも吐く時間が長くなるように意識しましょう。

check

横隔膜を使った適切なテンポの呼吸で「吸い過ぎ」の習慣から抜け出す。

自分の呼吸の状態を知る

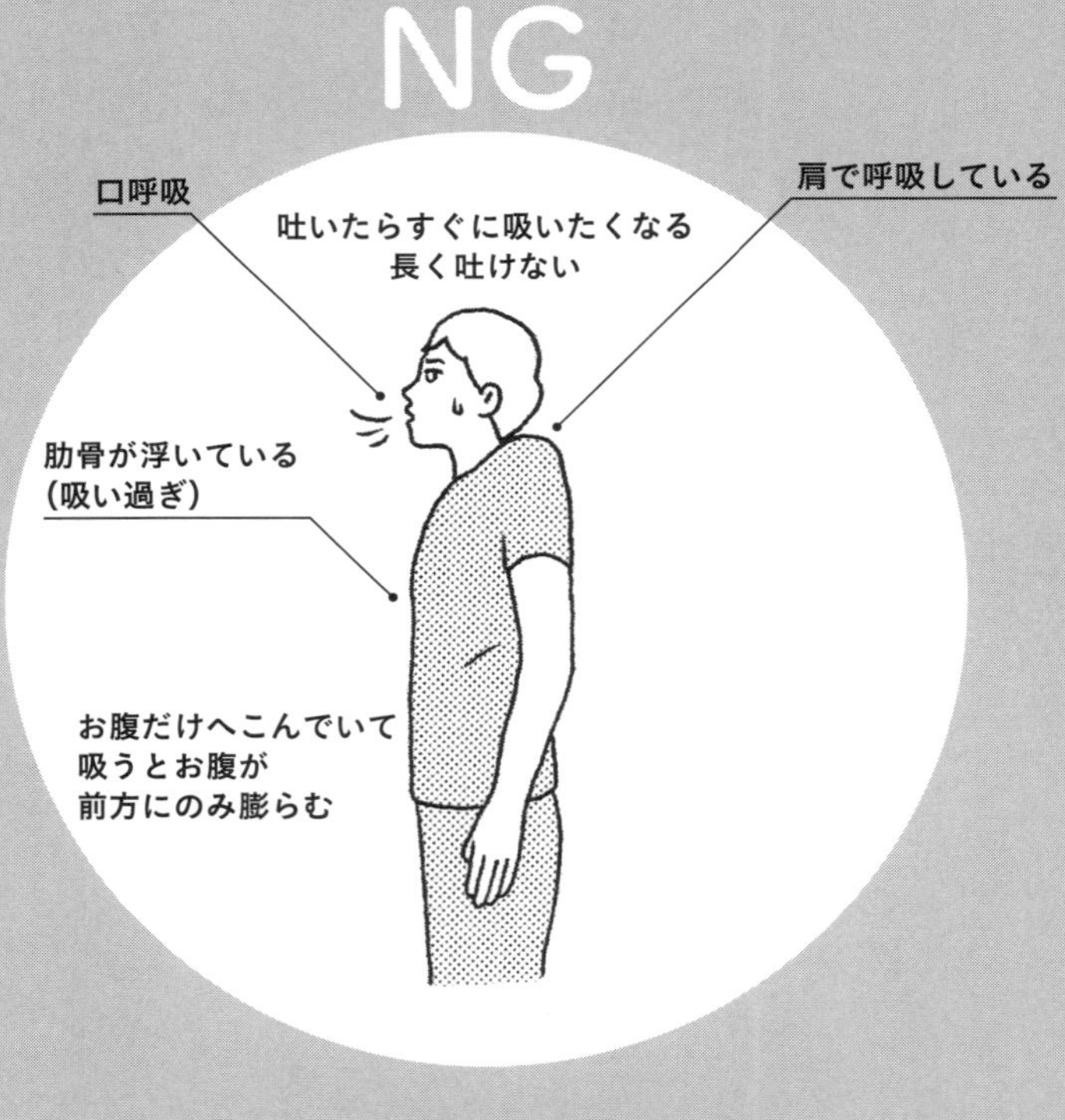
NG
口呼吸
吐いたらすぐに吸いたくなる
長く吐けない
肩で呼吸している
肋骨が浮いている
(吸い過ぎ)
お腹だけへこんでいて
吸うとお腹が
前方にのみ膨らむ

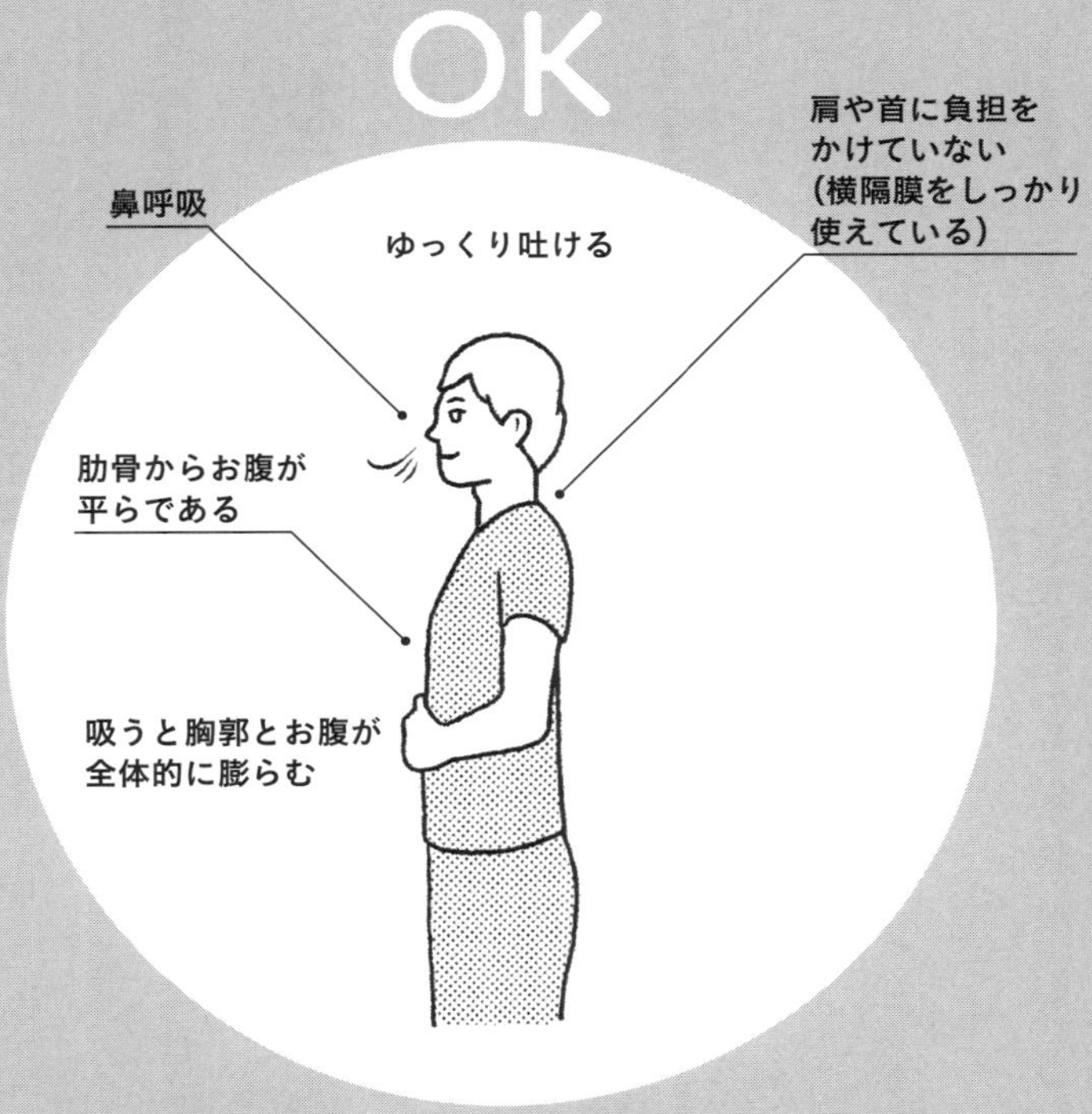
OK
鼻呼吸
ゆっくり吐ける
肩や首に負担を
かけていない
（横隔膜をしっかり
使えている）
肋骨からお腹が
平らである
吸うと胸郭とお腹が
全体的に膨らむ

ストレス発散と呼吸の関係

カラオケ、絶叫マシーン、
笑うことなど
ストレス発散法には
「息を吐く」ものが多い。

なぜカラオケで歌うとスッキリするのか？

「声を出す」ということは、基本的に息を吐くことです。

大きな声を出せば、息をたくさん吐くことができます。けれども、今、普通に生活している限り、大人が大声を出す機会はほとんどありません。日本では、子どものときから「大きな声を出しちゃダメよ」「静かにしていなさい」などといわれながら育っています。

大声を出せる機会といえば、防音が保証されている個室でできるカラオケくらい。前述したように、**息を吐くと副交感神経が優位になり、リラックス効果が得られます。**そう考えると、カラオケ好きな人が多いのも非常に納得できます。

ちなみにカラオケで歌うなら演歌がオススメです。演歌といえば、コブシをきかせて声を長く伸ばす歌がたくさんあります。息を吐く能力がかなり要求されます。

また演歌歌手には、上げた手をゆっくり振り下ろしながらコブシをきかせる歌い方をしているイメージがあります。代表的なのは、独特なコブシポーズで有名な五木ひろしさん。ものまねタレントのコロッケさんによく真似をされる動きです。

あの動きは、単なる五木さんのクセのようにも見えますが、呼吸的に見ると、実に合理的な動きをしています。**腕を振り下ろすときに、肋骨を内旋（体の内側に回旋して下げる）させているので、息を吐き出せる＝声が出せる動きになっていると考えられます。**

しかも演歌歌手の多くは、着物を着ています。着物を着ると腹腔内圧を高めやすいので（104ページ参照）、さらに声を出しやすいというわけです。

絶叫マシーンに乗り、大声で「キャー！」と声を出すとスッキリするのも同じ理屈です。スポーツ観戦がストレス解消になるという人も、大声を上げてひいきのチームを応援しているからだと思います。

喫煙者がタバコを吸うことによってリラックスできるのは、タバコを吸っているからではなく、吐いているからではないかと考えられます。**タバコのフィルターには空気抵抗があり、横隔膜をきちんと動かさないと、タバコを吸って味わうことはできません。**しっかりと吸い込んだ上で、横隔膜のドーム状の屋根を作りながら息を「ハァ〜」と吐き出します。結果的に、この吐くという行為でリラックスしているのではないかと思うのです。

それならば、タバコを吸うよりも、カラオケや合唱でリラックスしたほうがよさそうなものですが、喫煙者はなかなかタバコを手放せませんよね。もしかしたら、後に紹介する風船を使った呼吸エクササイズなどで代用して減煙できるかもしれません。

「吐く」という意味では、笑うことも大いに結構です。大声で「ハッハー」と笑っているとき、確実に息は吐き出されています。

笑うと胸郭も動きますし、肋骨も内旋して、横隔膜の動きもスムーズになります。

私も、「とにかく笑ってみましょう」とお伝えすることがよくあります。例えば、トレーナーやヨガ、ピラティスのインストラクター向けに呼吸のセミナーをさせていただくと、うまく息が吐けずに、肋骨が内旋できない方もいます。ところが、ちょっと笑ったときに、今までの苦労はどこへやら、上手に肋骨のコントロールができる場合があります。

日本語には「腹の底から笑う」という表現があります。こらえきれずに大爆笑している様子を表す言葉ですが、「腹の底から」とは言い得て妙です。この言葉からは、横隔膜をリラックスさせて、息を吐きながら、声を出して笑っている様子が伝わってきます。

check

ストレスが溜まっていると感じたら、息をたくさん吐けることをする。

腹式呼吸だけが絶対的正解か？

胸式呼吸も悪ではない。
◯◯式にとらわれすぎない。

「腹式呼吸」の落とし穴

呼吸に関しては、「胸式呼吸がダメで腹式呼吸が望ましい」と理解している人がたくさんいます。でも、私にいわせれば胸式も腹式も「特殊な呼吸法」という意味ではどちらも一緒です。

式には「作法」や「型」という意味があります。世の中には「○○式」「××式」など、さまざまな「式」がありますが、どれも特定のメソッドであるという点で共通しています。

私がお話ししているのは、こういった「○○式」の呼吸ではなく、名もないただの呼吸です。**ただの呼吸とは、解剖学的にみたときの「本来あるべき呼吸」です。**具体的にいうと、吸うときに胸とお腹が両方膨らんで、吐くときには胸もお腹も両方しぼむということです。

まず、本来あるべき呼吸を理解した上で「○○式」や「△△メソッド」を学ぶと、それはものすごく深みを持ったものになると思います。しかし原理原則を知らずして、「○○式」や「△△メソッド」だけを知っている場合、それ自体が偏りを持ち、ニュートラリティを失うことになります。

例えば「腹式呼吸を身につけましょう」というときにありがちな間違いは、肋骨が浮き出た状態で、お腹だけを膨らませたり、しぼませたりするパターンです。

肋骨が開いた状態でお腹だけを膨らませようとしても、たいていはお腹が均等に膨らまず、前側に圧が漏れます。無理に続けると、腰を痛める原因になります。もしかすると「胸式呼吸」に「腹式呼吸」を混ぜているだけ、ともいえるかもしれません。

まずは胸とお腹を同時にしぼませながらきちんと息を吐き、ゼロの状態に戻す。そこから、スーッと息を吸ってお腹を膨らませていけば、胸とお腹が両方膨らみます。これが、ただの呼吸なのです。

原点の呼吸を知っておくことで、「〇〇式」の呼吸がものすごく深みを持ちます。「〇〇式」だけを身につけようとすると、どうしても偏った呼吸、もしくは偏った考え方になってしまったりします。まず原点である自分の「ただの呼吸」を知るということは、いつでも原点の呼吸に戻れる状態であることを意味します。その上で、特殊な呼吸法を学んでいけばもっとよいと思います。

なぜなら、その特殊な呼吸法が自分に合っているのか合っていないのかを知覚できるからです。ベースがなければ、何か新しいものにチャレンジしている自分が、正しい方向に進んでいるのか、間違った方向に進んでいるのかがわかりませんよね。

基礎となるテクニックを習得してから、オリジナルの技法にチャレンジする。これは呼吸に限らず、スポーツや芸術全般、もっといってしまえば生き方にすら通じるものではないかと個人的には思っています。

check

偏った「〇〇式」にとらわれるのではなく、本物の呼吸力を身につける。

問題点①パラドックス呼吸

胸とお腹は、シンクロした
「寸胴の動き」がベスト。
ちぐはぐの場合は要改善。

「寸胴」はほめ言葉

「パラドックス呼吸」と呼ばれる呼吸があります。日本語に直訳すると、矛盾している呼吸という意味です。

具体的には、**お腹と胸郭（を形成する肋骨）、横隔膜の動きに矛盾が生じている状態**を指します。例えば、息を吸ったときに胸郭が膨らんでお腹がへこみ、息を吐いたときには胸郭がしぼんでお腹が膨らむ、といったパターンがあります。

先ほど軽く触れたとおり、人が呼吸するときには、お腹と胸郭は同じタイミングで膨らんで、同じタイミングでへこみます。

私が呼吸のセミナーをするときには、参加者の上半身が「寸胴」になっているかどうかをチェックします。

寸胴とは、ラーメン屋さんなどでスープを作るときの、あの大きな円筒形の深鍋のこと。人の体を寸胴というときは、胸から腰にかけての起伏がなく、円筒状になっている状態を形容しています。

一般的に、人の体を寸胴と形容するときは、否定的な響きがありますよね。

でも、**呼吸という点でいうと、寸胴こそが理想だと思っています。**寸胴のように、お腹と胸郭の境目がなく、全体的に膨らんだりしぼんだりするのが望ましいのです。厳密にいうと、お腹と胸郭はまったく同時に動くわけではなく、コンマ数秒遅れているなどの違いはあるかもしれません。あくまでも、イメージや傾向として寸胴に近い状態になるとお考えください。

これに対して、パラドックス呼吸では、お腹と胸郭の動きがバラバラになります。

先ほども述べましたが、いわゆる矛盾した呼吸の最も顕著な例は、息を吸ったときに胸郭が膨らんでお腹がへこみ、息を吐いたときには胸郭がしぼんでお腹が膨らむ、というパターンです。胸郭とお腹が真逆の動きをしていますから、かなり矛盾しています。

なお、呼吸の仕方の分類はいろいろあると思うのですが、私は次の2つのパターンもパラドックス呼吸と表現させてもらっています。

まず、「**呼吸をしているときに胸郭が動かないパターン**」です。息を「フーッ」と吐いてお腹がへこんでいるのに、肋骨がまったく動かずに、胸郭が開いたままになっているケースです。そして息を吸うときにも、肋骨が動かずにお腹だけが膨らみます。本来は、吐くと同時に肋骨も下がっていくのですが、お腹だけが上下しているのです。

逆に、「**呼吸をしているときにお腹が動かないパターン**」もあります。胸郭は膨らんだり、しぼんだりするものの、お腹がまったく動かないというケースです。特徴として、普段からお腹がへこんだままになっている場合が多いです。息を吐くと、さらにお腹がへこむことになります。

みなさんも床に寝てみて、自分の呼吸がちぐはぐな状態になっていないかを確認してみましょう。

さて、パラドックス呼吸をしているとき、横隔膜の動きはどうなっているのでしょうか。少し複雑な話になりますが、お付き合いください。

普通、息を吸ったら63ページの図のように、横隔膜のドーム状の屋根は下がって平らになり、胸郭に空気が入って、お腹が押されて膨らみます。息を吐くと、再び横隔膜はドーム状の屋根を作り、胸郭から空気が抜けてしぼんで、同時にお腹もしぼみます。

けれども、**息を吐いても肋骨が動かず空気が入ったままだと、横隔膜の緊張状態は続い**

ています。前出の、「呼吸をしているときに胸郭が動かないパターン」ですね。胸郭と肋骨が動かないということは、肋骨下部の裏についている横隔膜が動かない、つまり吸った状態(=緊張した状態)を維持したまま、ということになるためです。

「呼吸をしているときにお腹が動かないパターン」の場合は、なおさら横隔膜は動くチャンスを失います。**お腹がへこんだまま呼吸をしていれば、へこんだお腹の抵抗を受けて、肋骨や胸郭が下がることができなくなります**。つまり、横隔膜がドーム状の屋根を作れなくなるのです。すると、横隔膜が使えないために、やむなく胸や首などの副呼吸筋を使って空気を肺に送り込むことになります。

それでは、この矛盾を解消するにはどうしたらいいのでしょうか。

まずポイントは、できるだけゆっくり息をたくさん吐いてみることです。胸骨とおへそに手を当て、両手が同じ高さに揃うように呼吸していきます。**手を置いた時点で、すでに「標高差」がある方は要注意です**。

十分に吐ききったあとに、鼻から息をゆっくり吸い込みます。そして、またゆっくりたくさん息を吐きます。このとき、お腹と胸に置いた手が同時に上がったり下がったり（＝お腹と胸が同時に膨らんだりへこんだり）するのを感じることが大切です。

詳しくは、98ページで紹介する「アンチパラドックス呼吸」のエクササイズを参照してください。

慣れてくると、吐くときに肋骨がゆるむ感覚がつかめるようになるはずです。

check

胸とお腹の動きの矛盾を解消する。

問題点②肋骨が動かない

肋骨とは、本来は息を
吸うと上がり、吐くと下がる。
上がりっぱなしなら要改善。

横隔膜の動く範囲は肋骨の形しだい

私たちが呼吸をするとき、横隔膜の動きが大きな意味を持つということは、すでにお話しした通りです。

念のためおさらいしましょう。息を吐いたとき、横隔膜はアーチを描いてドーム状の屋根を形づくります。逆に、息を吸うと横隔膜の天井は下がり、平らな形になります。

このとき、横隔膜と胸郭が並置する領域を「ZOA（Zone of Apposition）」といいます。下はだいたい肋骨の縁、上は横隔膜のドーム状のてっぺん辺りまでを指します。言い換えれば、息を吐いたときにドーム状になった横隔膜の天井部分から、息を吸って平らになった状態までの、**横隔膜の可動範囲**といっていいかもしれません。

この横隔膜の動きの範囲が深いとき、「ZOAが大きい」「ZOAを獲得できている」などと表現します。反対に浅いときには「ZOAが小さい」「ZOAを十分獲得できていない」などといいます。

ZOAが大きくなるかどうかは、肋骨の形状と大きく関係しています。横隔膜は肋骨の下に付着しているからです。

肋骨がきちんと下がって閉じると、横隔膜はドーム状の形を取りやすくなります。つまりZOAが大きくなり、横隔膜は正常に上下するようになります。一方、**肋骨が開きすぎてボコッと出た状態で固まっていると、横隔膜は平らになり、あまり動けなくなってしまいます。**これではZOAを十分に獲得できなくなります。呼吸を適切に行うには、ZOAを十分に獲得しなければなりません。

まず、肋骨がきちんと動いているかどうかをチェックしてみましょう。両手を肋骨の上に当てて、大きく息を吐いたり吸ったりします。

吸ったときに肋骨が開いて横に広がり、吐いたときに肋骨が閉じて下がるのが理想です。

肋骨が開いて固まっている状態を「リブフレア」といいます。これは明らかに息を吸い過ぎている状態です。こうなると副呼吸筋と呼ばれる肩や首の筋肉を使って呼吸をすることになるので、姿勢も悪くなりますし、肩こりや首の痛みも誘発します。

では、なぜ肋骨が開いてZOAが小さくなってしまうのか。

最大の原因はストレスでしょう。ストレスが大きくなると交感神経が優位になり、息をどんどん吸うことで横隔膜も緊張します。横隔膜が緊張するとドーム状の屋根を作るのが難しくなり、ピーンと平らに張った状態になってしまいます。結果的に胸郭にはたくさんの空気がたまっていき、肋骨は外側に出てきてしまうという理屈です。

また、特に男性の場合、**「胸を張る＝良い姿勢」と誤解している**という問題もあります。胸を張るというと、腰を反らせて胸を前に突き出すイメージでとらえている人がほとんどです。しかし、これでは肋骨が開くので、横隔膜の動きも制限されてしまいます。

結果的に、姿勢を維持するための腹壁の筋肉までもが使いにくくなってしまいます。姿勢を良くしようとして、かえって姿勢と呼吸を悪化させることになりかねないのです。

大切なのは、ZOAを十分に獲得すること。つまり、肋骨を閉じて、横隔膜と正しく動かせるようにすることなのです。肋骨をしっかりと動かせるようになるエクササイズ「肋骨内旋呼吸」は、100ページでご紹介します。

check

いわゆる「胸を張った」姿勢では、正常な呼吸がしにくくなる。

問題点③お腹の圧が漏れている

呼吸するときに腹腔内圧を
３６０度高めると、
体に負担がかからなくなる。

「IAP呼吸」と「腹式呼吸」の違い

しっかり息を吐くこととともに、呼吸をするとき大事な要素の一つに、**腹腔《ふくくう》内圧（IAP＝Intra-Abdominal Pressure）**があります。

腹腔とは、体の中にある空間の一つであり、腹部の内臓が入っている場所を指します。腹腔の周りは、筋肉の壁（腹壁）で囲まれています。

腹腔内圧については、体の内側への圧力を測る方法など諸説ありますが、ここでは、チェコ生まれの発達運動学を体系化した「Dynamic Neuromuscular Stabilization（DNS）」の考え方をもとに、**体の中心から外側に向かっていく圧力**を腹腔内圧（IAP）としてとらえます。

一般に「腹式呼吸」というと、多くの人が〝お腹を膨らませて呼吸をする〟というイメージを持っていると思います。ところが、お腹の前の部分だけを（前方向に）膨らませると、腹腔内の圧力は「前に漏れた」状態になっています。つまり、**お腹の前部は膨らんだりへこんだりしているものの、横、あるいは背中側の腹壁はまったく動いていない**ことが多いのです。

本来、息を吸うと、ドーム状になっていた横隔膜が緊張して下がってきます。そのとき、横隔膜によって臓器などが押されることで、腹腔の圧力が全体的に高まります。この圧力が高いと、腹腔内圧（ＩＡＰ）が高いということになります。

腹腔内圧が高まると、お腹・背中を含めたお腹周り360度が膨らみます。つまり、「お腹が膨らむ」と表現するときの膨らむ方向が、一般的なイメージとは少し違っています。大切なのは360度お腹を膨らませることなのです。

腹腔内圧を高めることで、体幹が安定し、体に負担がかからなくなるので、疲れにくくもなると考えられます。

この腹腔内圧は、お腹の水平方向にだけではなく、横隔膜の下降によって上下にも、押しつぶされるような形で高くなります。骨盤の底には骨盤隔膜というもの（骨盤底筋群がある部分です）が存在し、普段は横隔膜の動きとシンクロして動いています。つまり、腹腔内圧が高まれば、骨盤隔膜が受け止めるという働きをしています。

しかし、肋骨が広がって横隔膜が平らなままの状態（＝ＺＯＡが獲得できていない状態）

だと、骨盤隔膜も平らなままになり、圧を受け止めることができなくなるので、骨盤底に問題が生じることもあります。

腹腔内圧を高めるための呼吸は102ページで詳しくお伝えしますが、ポイントはお腹を360度、横にも後ろにも膨らませることです。

本書の第5章でも応用エクササイズを5つご紹介していますが、それらは仰向けになったり、四つん這いの姿勢を取ったりします。いずれも、お腹の左右や背中側の腹腔内圧の高まりを意識するためです。

ぜひ、就寝前や起床時にエクササイズを試してみましょう。起床時に行うことで、目覚めがスッキリする効果もあります。

check

お腹は前面だけではなく、360度膨らませる。

胸とお腹を正しく使う

アンチパラドックス呼吸

メリット

呼吸時の胸とお腹のちぐはぐな動きを解消する

本来同時に動くはずの胸とお腹がちぐはぐになった状態の「パラドックス呼吸」を解消します。横隔膜への負荷が減り、正しく呼吸できるようになります。

ポイント

呼吸時に肩が上下したり、上体が反ったりしないように気をつける。胸に置いた手が顔方向に近づくのもNG。

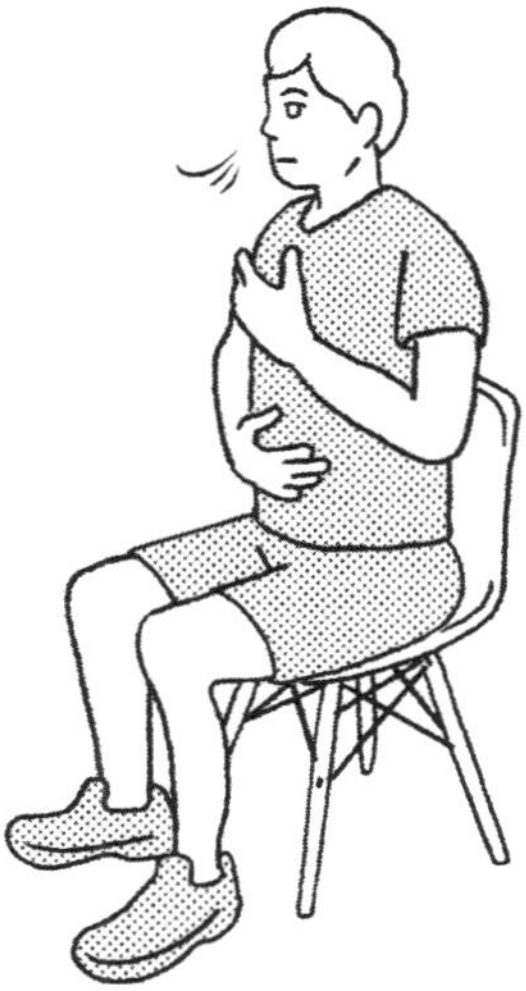

STEP 1

吸う

胸とお腹に手を置く。一定の高さで前方向に膨らむように意識して、鼻から息を吸う。

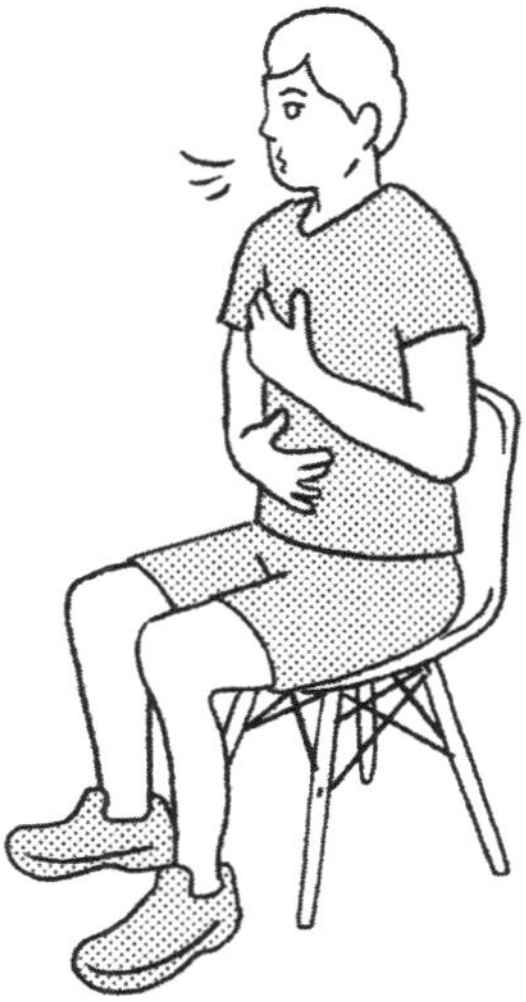

STEP 2

吐く

胸とお腹が一定の状態に保ったまま後ろに、吸ったときの倍の時間をかけてゆっくり息を吐く。

回数 4〜5呼吸を2－3セット

基本の呼吸エクササイズ
2

肋骨をしっかり動かす

肋骨内旋呼吸

メリット

肋骨と横隔膜を
正しく使えるようになる

肋骨が開いてボコッと浮き出た状態を解消します。肋骨をしっかり下げることで横隔膜はリラックスしやすくなり、肋骨と横隔膜が正しく動くようになります。

ポイント

肋骨が横へ広がるように息を吸い、おへそのほうへ下がるように息を吐く。胸郭がまったく動かない人は、10秒ほどかけて長くゆっくり息を吐く。

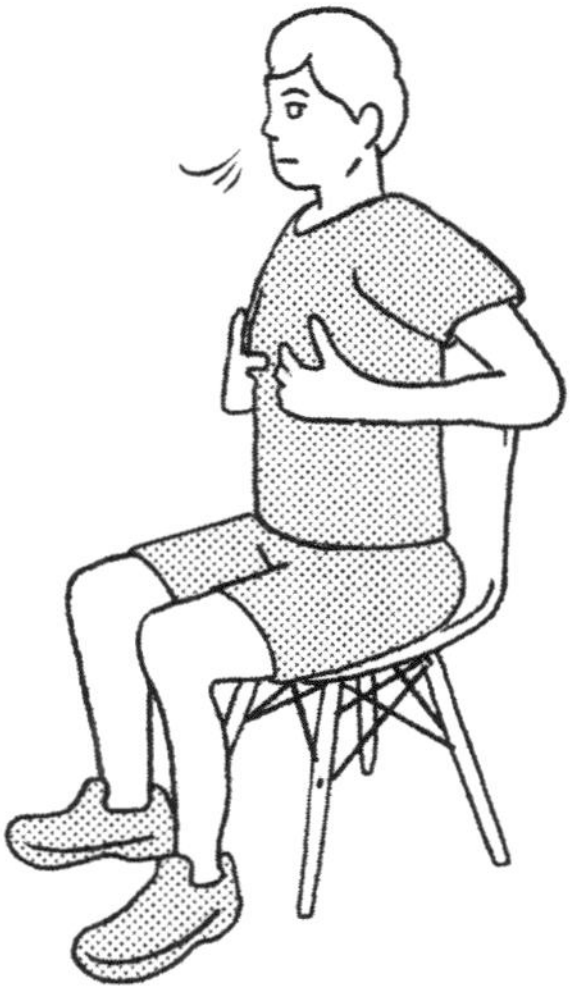

STEP
1
吸う

左右の肋骨に手を当てる。胸郭と腹腔を一緒に膨らませるイメージで鼻から少しだけ息を吸う。

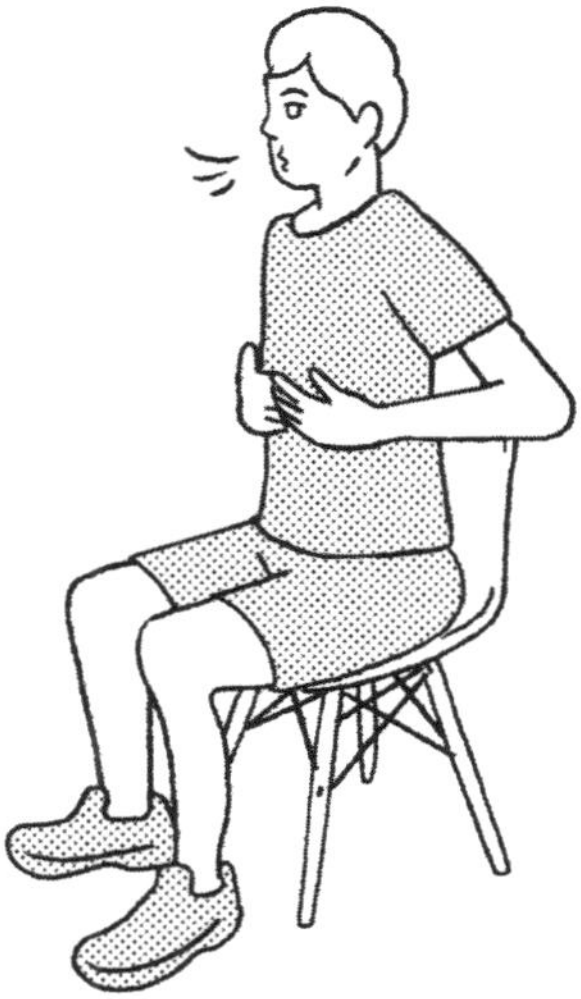

STEP
2
吐く

胸とお腹が同時にしぼむように息を吐く。肋骨を下げることで横隔膜をしっかり動かす。

回数 4〜5呼吸を2－3セット

体幹を安定させる

IAP呼吸

メリット

体幹の安定をもたらす
腹腔内圧（IAP）が高まる

腹腔内圧を自在に高められるようになることで体が安定します。全身への負担が減ることで、疲れにくくもなります。

ポイント

息を吸うとき、お腹が前方にだけではなく360度膨らむことが重要。また吸う際には肋骨の位置が変わらないように注意する。

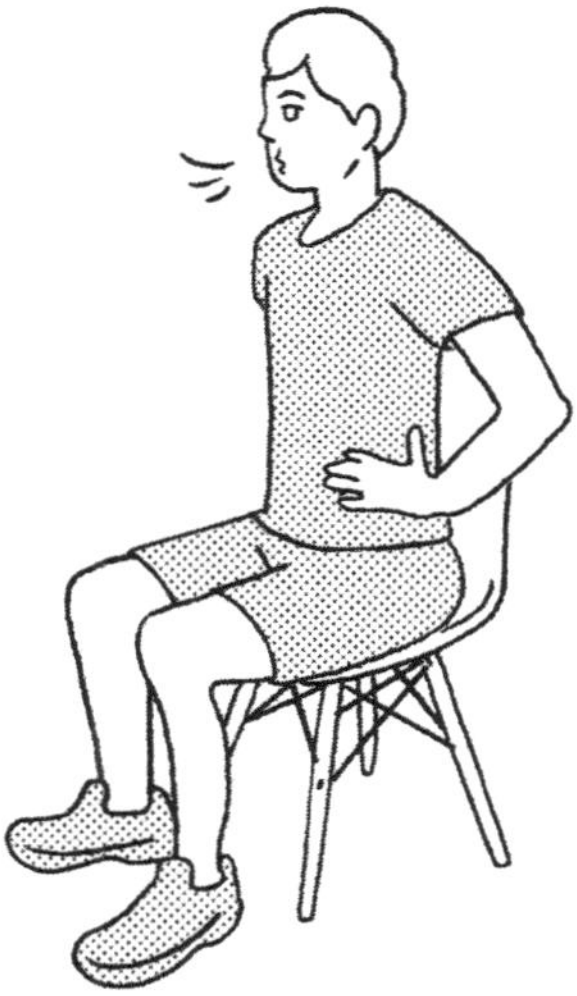

STEP 1

吐く

ウエスト部分に両手を置く。まず息を吐き、しっかり肋骨を内旋させる。

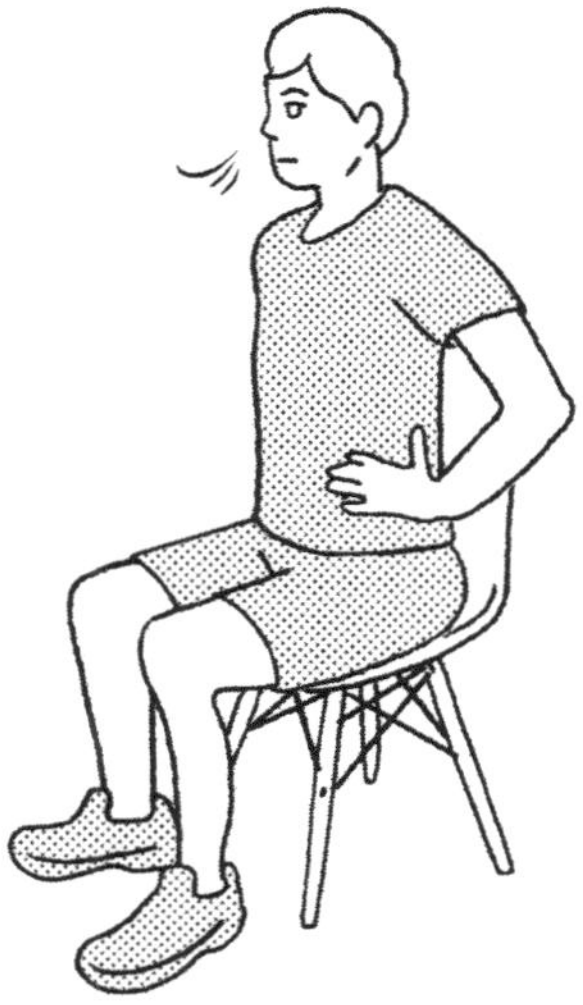

STEP 2

吸う

ウエストに置いた自分の手に向かって息を吸うイメージでお腹を360度膨らませる。

回数 4〜5呼吸を2－3セット

着物美人のたたずまいが魅力的な理由

私は以前、「着物の帯はお腹に当てるように締めるものだ」という話を聞いたことがあります。自分なりに解釈すると、「腹腔内圧を高めた状態で帯を締める」ということではないかと思います。

腹腔内圧が高まると、脊柱《せきちゅう》も安定しますし、歩き方も安定します。帯を締めることで腹腔内圧を高めると、さらに安定できるという仮説は立てられます。

私が住んでいる京都には、観光客向けに着物をレンタルしてくれるお店があります。そういったお店で着物を着て京都の街を歩いている若い女性たちが、すれ違いざま、「きつくて息ができない～」といっているのを聞くと、ただ帯で絞られているだけ、という印象を受けます。「着物を着ている人」の歩き方とはなんだか違って見えます。

帯を締めてもらっても、肋骨を下げることができず、腹腔内圧が高められていないからかもしれません。

本来であれば、着物の帯を締めると肋骨が下がり、腹腔とつながって骨盤の位置が安定すると考えられます。そうすると「はんなりと」スス－ッと歩けるはずなのです。

昔の人の姿勢が良かったのは、着物を着ていたからだとも考えられます。

私は、過去に一度だけ祇園のお茶屋さんに行く機会をいただいた経験があります。「お茶屋バー」という形式のバーで、年季の入った京都のママが切り盛りしているお店です。ママは、祇園生まれの祇園育ち。もともと芸子さんをされていたという生粋の京女です。カウンターを挟んで、ママは正座、私たちはイスに座ってお酒を楽しみます。

そこで耳にした京都のさまざまな昔話は、本書の主旨と外れますので省略しますが、とにかく私がビックリしたのは、着物を着ているママの首元の筋肉が会話の途中にまったく動かないという事実でした。

息を吸うときに首の筋肉を使っていないので、まったくシワのないきれいな首筋を保っています。テレビを見ていると、プロのアナウンサーでも首筋にシワが寄っている人をしばしば目にします。

思わず、見たままの感想をお伝えしてしまいました。

「ずっと着物を着て、日本舞踊の修行をして、正しく呼吸をしてきたから、そんなに首筋がきれいなままなんですね！」

お世辞ではなく本心でしたが、ことのほか喜んでいただけたのでしょう。お酒を1杯サービスされるという余得にあずかりました。

昔の人は、帯を体の寸胴の外枠として認識していたと考えられます。また、帯を締めるときに肋骨を下げることができていて、吸い過ぎる心配もなかったのかもしれません。

今、私たちが着ている洋服は、締め付けも少なくラクに着られるものばかりです。ラクに着られる代わりに、現代人は腹腔内圧を高めるという感覚を失ってしまったのかもしれません。

昔の人にならって着物を着る生活に戻ろうと主張するつもりはありません。ただ、自分で寸胴の外枠を意識する機会を作る必要があります。ちょっとした間に自分の呼吸を意識して、肋骨を下げ、腹腔内圧を高めたという実感を持つことが大事なのです。

第3章

呼吸力で日常の質を上げる

自分の「ゼロ」を呼吸でつかむ

呼吸で心身をモニターし、コンディショニングに生かす。

自分をしっかり持っていますか？

これまでにも「呼吸法」を扱った雑誌や書籍はたくさん発行されてきました。そして、呼吸法以外にも、食事法など、人が健康になるためのメソッドはたくさん紹介されています。権威のあるドクターや大学教授が「これをやる（食べる）と健康になれる」というと、みんなが一斉に飛びつき、しばらくすると見向きもしなくなる。この光景が繰り返されるのは、もうお決まりのパターンと化しています。

その一番の原因として挙げられるのが、受け手側に「自分の軸がない」という問題です。みんな自分の軸になるものを持っていないので、今の自分にそのメソッドが必要なのかどうかがわからない。そこに重大な問題があります。

私がお伝えしたいのは、**何か特別なメソッドを知って試すという以前に、まずは自分の体についてよく知るべきということです。**

仮に、プラス10からマイナス10までの状態のレベルがあるとして、今の自分がどのレベルに位置しているのか。それを知らないことには、何かのメソッドを試したことによって、どのレベルになったのか、やって良かったのか悪かったのか、すらも評価できません。

自分のレベルは、常に一定とは限らず、たえず変化しています。プラス3の人が恋人に振られたらすぐにマイナス8になるかもしれません。仕事で失敗したら、一気にマイナス6になる可能性もあります。マイナス6の状態にあるにもかかわらず、自覚がないままだと、しだいに自分のことがわからなくなります。普段からコンディショニングをしていないために、どれだけの負荷やストレスをかけたら、自分の体がどこまで変わるかのイメージができないわけです。これは、普段から自分の体と対話をしていれば防げるかもしれません。

そこでお伝えしたいのが、**まずは自分の「呼吸」を指標にして、自分の体をモニターすることです。**

「この人と会うとリラックスできるけど、この人と会うとちょっと息苦しい」

「あの仕事をしているとき、ちょっと息がつらかったな」

このように自分の状態をモニターできたら、前進した証拠です。人は生きている限り、いろいろな経験をしますし、マイナス状態になることもあります。ただ、自分のゼロの状態を知っていれば、戻ってくることもできますし、改善もできるようになります。

ちなみに私の実感として、呼吸だけ見ても、今普通（ゼロ）の状態にいる人は少数派です。多くの人は、状態としてマイナス3から5くらいがデフォルトになっています。自分にとっての「普通」や「ゼロ」の概念が壊れていれば、ゼロを前提にしたメソッドを試してもうまくいかないのは当然です。

こうした人には、本書でご紹介する呼吸のエクササイズを試していただきたいと思います。エクササイズを試しているうちに、「ゼロの状態」が自分でわかるようになってきます。

大切なのは、呼吸のエクササイズをルーティンとして継続することです。イチロー選手がルーティンにこだわるのは、自分の体と対話をしているからだと思います。ルーティンを通じて「今日は調子がいいな」「今日はちょっと調子が悪いから、時間をとってストレッチをしよう」などと対策を練っているのです。

呼吸を通じて「ゼロの状態」を知り、自分でコンディショニングできるようになる。それが、この本で目指しているゴールなのです。

check

呼吸は最も手軽で簡単な「自分を知る指標」になる。

大人が赤ちゃんから学ぶことがある

呼吸改善の発想は、

「赤ちゃんの動きを取り戻す」

というところにある。

赤ちゃんの頃の動きを取り戻すという発想

第1章の冒頭で、あらゆる活動のベースに呼吸があると書きました。**実は、呼吸の理想は、赤ちゃんや子どもの頃の呼吸にあります。**呼吸エクササイズは、何も最近誕生した目新しいメソッドではなく、簡単にいうと赤ちゃんから子どもの頃にやっていた呼吸を取り戻そうとしているだけなのです。

生まれたばかりの赤ちゃんは、すぐに歩くことはできません。おおよそ1年くらいをかけて、徐々に立ち上がって歩けるようになります。誰も歩くためのレッスンを行っているわけでもないのに、自然に歩くようになる。改めて考えると、すごいことだと思います。**歩行を獲得するにあたって、大きく影響するのが「呼吸」です。**

生まれて呼吸を始めたばかりの赤ちゃんの体は、まだ不安定な状態。しばらくすると、だんだん首が据わってきて、手足を自由に動かすようになります。さらに時間が経つと、寝返りを打てるようになり、ハイハイをするようになり、つかまり立ちへと、動作の成長が見られます。

この動作の成長を可能にしているのが、先ほどの腹腔内圧（ＩＡＰ）です。腹腔内圧が高まると、腹腔が風船のように膨らみ、脊柱とともに体幹が安定します。これによって、自分が動かしたいように自由に体を動かせるようになるため、大脳の成長とともに、1年ほど経てば立ったり歩いたりできるようになるのです。

またその後の、乳児から幼児に成長していく過程で見られる体の動きが、私にとってはものすごくきれいに見えます。しゃがんだり、立ったり。掴《つか》んだり、ぶら下がったり、投げたり。走ったり、止まったり、よどみのない動作はまるで躍動しているアスリートです。

この理屈を踏まえると、呼吸を改善して体の安定を回復するには、赤ちゃんや子どもの真似をしてトレーニングすればよいということになります。

実際、赤ちゃんが成長の過程で獲得していく動きがもとになったトレーニングは、たくさんあります。ハイハイのように四つん這いの状態で行うトレーニングも、片膝立ちで行うトレーニングも、片膝立ちから上体を持ち上げる「ランジ」というトレーニングも、スクワットの動きも、どれもこれも、赤ちゃんの動きがもとになっています。

体幹トレーニングとして紹介される代表的なエクササイズの一つに「サイド・プランク」

があります。横向きに寝て、下側の肘と足で体を支えつつ、胴体と骨盤を浮かすというものです。体の横やお尻の筋肉を使って、体幹を安定させる目的で行います。

このサイド・プランクも、赤ちゃんが仰向け状態から体を横向きにして、四つん這いの姿勢を取るまでの姿勢を彷彿《ほうふつ》とさせます。

また、うつ伏せ状態で肘とつま先を支点に体を起こし、体と地面を平行にキープする「プランク」も、もとはといえば赤ちゃんのうつ伏せの動作からきたものと考えられます。

大の大人が必死になって赤ちゃんの動きを再現する。そう考えると、微笑ましいような、哀愁が漂っているような不思議な気持ちにもなります。

「もともとやっていたのだから、その気になれば簡単に取り戻せる」

そう思いたくもなりますが、実は、長年にわたって忘れていたものを取り戻すのは一苦労です。時間をかけて身についたクセからなかなか抜け出せないためです。

check

赤ちゃんは呼吸をすることで「立てる」「歩ける」ようになる。その発想に立ち返る。

動的姿勢に目を向ける

姿勢とは、止まっているとき
だけのものではない。
動いている姿勢こそ重要で、
呼吸によって改善できる。

静的姿勢よりも動的姿勢を意識する

呼吸は、姿勢とも深く関係しています。

では、そもそも「いい姿勢」とは何を意味するのでしょうか。

例えば、私たちトレーナーがクライアントの姿勢を評価するときには、格子状の線がついている壁を背景に立っていただき、「前向き」「横向き」「後ろ向き」「反対向き」の写真を撮ることがあります。

そこで、「顎《あご》がちょっと前に出ています」「首が曲がっています」「胸椎が後弯《こうわん》（後ろに向かって曲がっている）しています」「骨盤が前傾（あるいは後傾）しています」「右肩のほうが左肩と比較して落ちています」などと細かく姿勢の乱れを見ていきます。その後、トレーニングセッションを経て、もう一度写真を撮りビフォーアフターを評価します。

たしかに、このように止まった状態の姿勢（静的姿勢）を見ることは大事です。**けれども、止まった状態の姿勢を改善すれば万事ＯＫというわけではありません。なぜなら、人は常に体を動かしながら生きているからです。**

姿勢を改善するとき、静的姿勢はすぐに直せます。「首が前に出ているので、後ろに下げてください」とアドバイスをして、首を後ろに下げれば、とりあえず姿勢は変わります。

けれども、その後ろに下げた首は、その人が動き始めたらすぐに戻ってしまいます。つまり、**人が動いているときの姿勢（動的姿勢）は、「首を後ろに下げてください」と指示するだけではなかなか変えられないのです。**

そもそも、人は息を吸っているときと吐いているときとでも、姿勢は大きく変わります。呼吸をしながら、さらに歩いたり走ったり、階段を上ったり下りたり、寝たり座ったりするわけで、姿勢は常に変化しています。

つまり、**人間を動いているものとして、動的姿勢を見る必要があるのです。**

もちろん動的姿勢を見るといっても、「絶対的に正解となる姿勢」を目指していくわけではありません。必要なときに必要な姿勢を取れるというのが好ましく、ニュートラリティが取れていると考えます。後ほど詳しく説明しますが、それを助けるのが呼吸です。

ここでいう必要な姿勢とは、座ったときに食事をしたり仕事をしたりしやすい姿勢であり、立ったときに走ったり歩いたりしやすい姿勢です。

一般の方とお話ししたり、セミナーをさせていただく機会に、「自分の姿勢が悪いと思う人？」と聞くと、かなりの数の方が手を挙げてくださいます。そしてみなさん一様に、「猫背になってしまうんです」とおっしゃいます。

スマートフォンを操作するときに、いわゆる猫背になる。その姿勢が、スマートフォンを使うときにはベストだったのでしょう。むしろ、環境にアジャストした自分の体をほめてあげていいと思います。猫背になっているからという理由で、自己肯定感を失う必要はないと思います。そうではなく、むしろほかにもたくさんいろんな姿勢を取れたほうが、人生が楽しくなると思いませんか？

問題なのは、「猫背であること」である以上に「猫背に偏って固定されていること」です。

例えば、毎日職場でパソコン作業をしている人が、急に草野球をやったら、体が痛くて仕方がなくなった。これは、完全に適応力のある姿勢を失っている証拠です。

この場合は、猫背以外の姿勢も取れるように、まずは普段の呼吸を通じて「ゼロの姿勢」を取り戻す必要があるのです。

check

必要なときに必要な姿勢を取ることができるのが重要。

猫背は「絶対悪」ではない

背中をしっかり丸めて
息を吐くと、
全身の緊張がとれる。

「背中が丸まっている」＝良くない姿勢？

そもそも猫背は絶対悪かというと、そうでもありません。

セミナーで、呼吸エクササイズを実践していただくとき、私はしばしば次のように声をかけます。

「背中を丸めてください。もっと背中を丸めましょう」

そういうと、ときどき「えっ？」「あれっ？」という反応を示す人がいます。どうも、背中を丸めること＝悪ととらえている人が多いようです。

「背中が丸まっているって、良くないですよね。だって子どもの頃からそういわれてきましたし」

「というか、私の背中は丸まっているほうですよね？　みんなに猫背になっているよっていわれて悩んでいるんです」

そういう人たちに、以下のようにお伝えすると、さらにビックリされます。

「丸めて全然オーケーです。背中が丸まっているっておっしゃっていましたけど、全然丸まってないですよ」

世の中には、背中が丸まっているつもりで、実際には丸まっていない人がたくさんいます。例えば、頭が前に出た状態のいわゆる「ストレートネック」と呼ばれる状態の人たちはどうでしょう。

頭が前に出ている人は、息が吸いにくいので、首の後ろの筋肉を使って顎を持ち上げ、口を開きます。たしかに、地面から垂直のラインを引いて、背中を合わせてみると、曲がっているように見えますが、頭が出ているからそう見えるだけなのです。

実際に、「私は猫背なんです」といっている人の背中を丸めようとすると、一苦労するケースが多々あります。

例えば、テーブルの前に立って、軽く膝を曲げ、両手をテーブルの上につけてみてください。その状態で、背中から腰にかけてをすべて丸めてみます。胸椎を丸めることができる人は多いと思うのですが、そのかわりに腰と首が反っている人がとても多いと思います。

腰が反っているかどうかは、腰の骨のすぐ横の筋肉が隆起しているかどうかでわかります。この体勢、膝を曲げてごまかそうとする人もいるのですが、スクワットではなく背中を曲げてくださいね。

やってみてお気づきの方もいらっしゃるかと思いますが、息を吐きながらやると、すんなりできることがあります。背中を曲げるということは、肋骨を下げるということ、つまり横隔膜のドーム状の形を取り戻すということです。息を吐くことが必須ですよね。

いわゆる猫背のイメージである「背中を丸める姿勢」は、必ずしも悪ではありません。**適切に背中を丸めると、緊張状態がとれ、呼吸しやすくなります。浮き上がっていた肋骨を下げる効果も期待できます。**ちょうど、胸を反って腕組みをしているラーメン屋さんの店主のポーズとは真逆です。

背中を丸めることは、横隔膜のリラックスにもつながります。肋骨が下がって息を吐けているのであれば、もっと背中を丸めて呼吸をしてもいいのです。

check

背中を丸めることで、息は吐きやすくなる。

体幹の安定は呼吸から

呼吸×体幹で、
「動かない安定」ではなく
「動くための安定」を得る。

そもそも「体幹」って何？

「姿勢を安定させるためには、体幹が重要だ」

どこかで、そんな言葉を耳にしたことはないでしょうか。実際に、体幹トレーニングをうたった書籍はたくさん発行されていて、体幹トレーニングに取り組む人も増えています。

体幹とは、文字通り体の「幹」の部分を意味します。幹はあくまでも〝体の中心部〟ということであり、実は解釈は一つではありません。お腹の部分だけを指して「体幹」という人もいれば、骨盤から胸郭までの幅広い部分を「体幹」ととらえる人もいます。私自身は、体幹に骨盤と胸郭を含むとの考え方をとっています。

さて、胸郭と骨盤をつないでいる部分には脊柱があります。脊柱とは、いわゆる「背骨」のこと。背骨を構成する一つひとつの骨が、積み木のように連なっているさまを、柱に見立てているわけですね。

この脊柱を中心にした円柱をイメージしていただければ、それが体幹であるといえます。

簡単にいうと、「上が横隔膜、下が骨盤隔膜、周囲が腹壁からなる箱＝体幹」ということです。

体幹を構成する筋肉は、この脊柱を安定させてくれる筋肉ということになります。体幹の筋肉群を鍛えることで、脊柱の安定を図ることができます。よく「体幹を鍛えると、体が安定する」といわれるのは、この仕組みを表しているのです。

ただし、ここで問題となってくるのが「安定」の解釈です。

「動かないでいること」を安定というべきか、「動くことができる」を安定というべきかの違いです。

多くの人は「動かない安定」＝「体幹」とイメージしています。人間が動かない動物であるなら、たしかに動かないための体幹が重要でしょう。けれども、ご存じのように、私たち人間は、歩いたり、回ったり、走ったり、呼吸したりと、常に動き続けています。

そう考えると、「動くための安定」が重要となります。116ページでお話しした、静的姿勢と動的姿勢の関係と同じ理屈です。

ちなみに、体を動かすときには、当然ながら胸郭や骨盤も動かします。だから、私は骨盤と胸郭を含めて体幹ととらえているわけです。

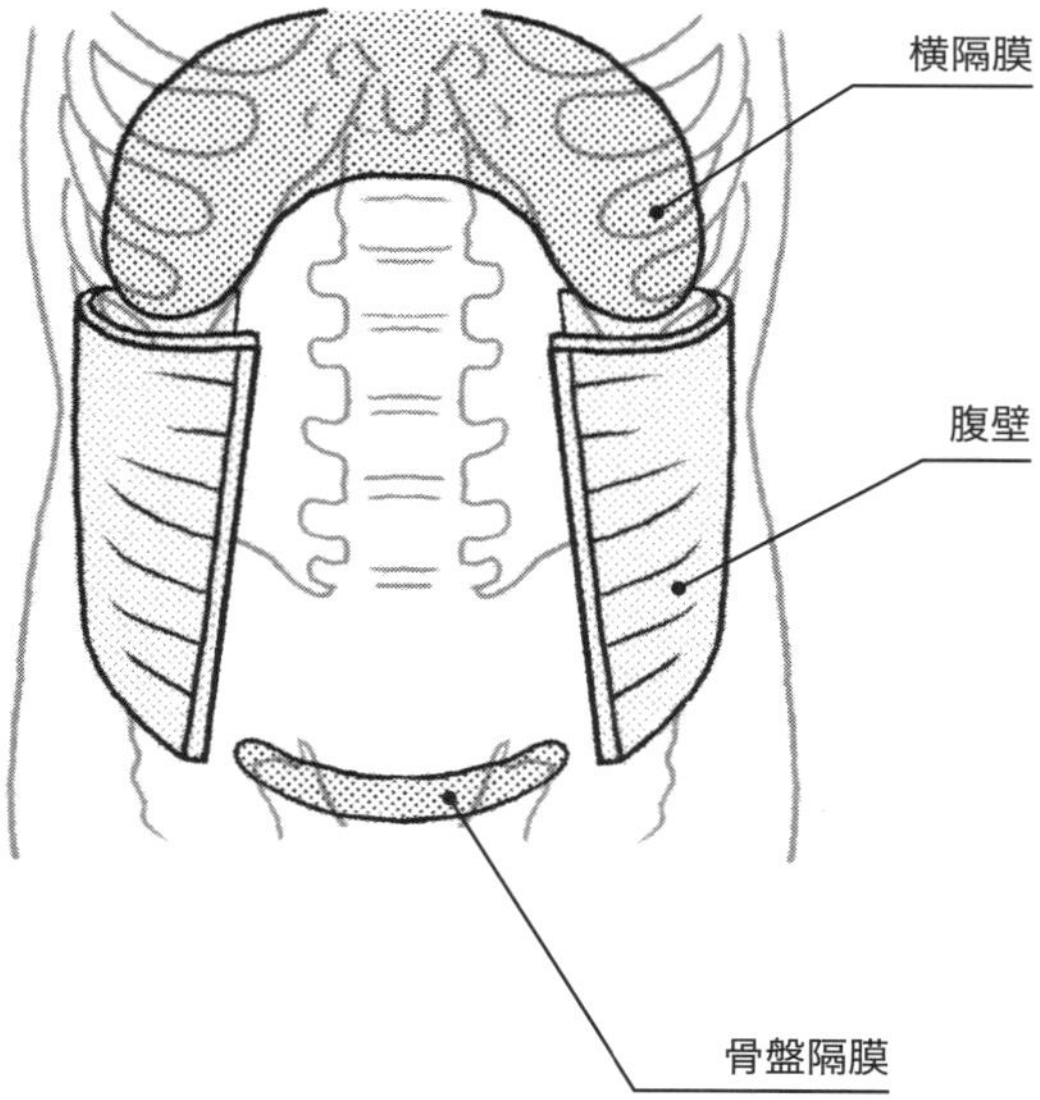

体幹のイメージ

「動く」「動かない」をもっとわかりやすくするために、クルマを例に考えてみましょう。もし、クルマをガレージに置いたままにするのなら、タイヤやシャフトは回らなくてもOKです。プラモデルのように、パーツが固定化されたクルマを作ればいいという理屈になります。

けれども、クルマを公道で走行させようと思ったら、そうはいきません。タイヤやシャフトは回る必要がありますし、ステアリングもアクセルもブレーキも、ちゃんと機能しなければなりません。機能した上で、安定した走行ができるというのが理想です。

以上を踏まえると、体を動かさないための「体幹トレーニング」にはどんな意味があるのだろう。そういう疑問が湧いてくるはずです。

一般的に行われている「体幹トレーニング」には、体を固めるトレーニングがあふれています。代表的なのが、体を板のようにまっすぐ伸ばしながら維持するようなトレーニングです。

このトレーニングを行うとき、トレーナーは次のように声をかけます。

「はい、体を動かさないで。1、2、3……28、29、30。はい、終わりましょう」

たしかに、体幹周りの筋肉は鍛えられます。ただ、目指しているのは、あくまでも静止したときの安定です。冷静に考えれば、日常生活の中で、そんな姿勢を期待されるシーンは、あまりありません。

歩くときに脊柱を適切に動かし、体を安定させるためのトレーニングは、別物です。安定して体を動かすためなら、トレーニングの方法を変える必要があります。そこでカギとなるのが「呼吸」なのです。

ところで、人が体を動かすときの筋肉の反応を検証した実験があります。

被験者が、ランプがついたのを認識した瞬間に手を挙げるという実験です。そのとき、最も速く反応したのは「腹横筋」だったことがわかりました。

腹横筋とは、お腹の横についている体幹を構成する筋肉の一部です。つまり、人は手の筋肉を動かすよりも先に、体幹を安定させる動作を行っているのです。

腹横筋は、呼吸をするときに使う筋肉でもあります。つまり、**きちんと呼吸できていないということは、体幹の筋肉をきちんと使えていないということ。**逆にいうと、呼吸を正常化すれば、体幹の筋肉も使えるということになり、動くときの安定にもつながるというわけです。

体幹を円柱や寸胴、もしくは箱だとイメージすると、上を覆うフタとなるのは横隔膜です。本来は、ドーム状の横隔膜が下がってきて、圧力を腹壁（箱の側面）や骨盤底筋（箱の底の部分）が受け止めることで、腹腔内圧が高まるのが理想です。けれども、息の吸い過ぎで横隔膜が常に下がっている状態だと、圧が漏れている状態になり、体幹は非常に脆《ぜい》弱《じゃく》になります。

ジムなどでトレーナーが指導している「体幹トレーニング」も、息をきちんと吐いた状態から背中を丸めてリラックスして、正しく呼吸しながら行えば、腹横筋と内腹斜筋にきちんと負荷がかかります。「ああ、この筋肉を使って息を吐けばいいんだな」というのを実感できます。

呼吸がうまくできるようになると、格段に動くのがスムーズになります。呼吸は動作そのものといっても過言ではありません。腹横筋と内腹斜筋が肋骨を下げることで、体から空気が出ます（息を吐いた状態）。それにより、体を回旋させながら前に進んでいけるというのが歩行の仕組みです。
つまり、呼吸のエクササイズをすることは、安定した動作のトレーニングにもなるのです。人は呼吸をして、肋骨を動かしながら歩いている生き物です。呼吸、体幹、動作の関係をぜひ知っておいていただきたいと思います。

check

呼吸力を高めることは、「腹横筋」という体幹の筋肉を使うことでもある。

体の非対称性を知る

体は左右対称ではない。
人間の体は右が安定しやすく、
右側に偏りやすい。

ちゃぶ台をひっくり返されるような衝撃

少し話がそれましたが、もう少し、呼吸と姿勢の関係についてお話を続けます。

私がアメリカで学んだPRI®とは、Postural Restoration Institute®の略。**「Postural」には姿勢、「Restoration」には「復元する」、「Institute」には「教育機関」**といった意味があります。アメリカのネブラスカ州にある、姿勢を回復するための研究教育機関です。

この機関を創設したのは、理学療法士のロン・ハラスカさんという人物。ハラスカさんは「**人間の体は基本的に左右非対称である。そのため、姿勢や多関節にまたがる筋連鎖に偏りが生じ、全身の運動や歩行、呼吸、休息に影響を及ぼしている**」という概念を唱えました。

最初にこの概念に出会ったとき、ちゃぶ台をひっくり返されたような衝撃を覚えました。それまではというと、人間の体は左右対称で、一本筋が通ったものとしてとらえていたからです。だからトレーニングをするときにも、右足を10回動かしたら、次は左足を10回という具合に、左右同数で行っていました。人の体をケアするときにも、膝は膝なので、左右の膝を同じように見てリハビリしていくという固定観念に縛られていたのです。

ところが、ＰＲＩ®の理論は、人間の体は左右非対称であるという出発点に立っています。当然ながら、トレーニングやリハビリも左右同じことを行う必要はないと考えます。右膝の痛みと左膝の痛みを、同じように治療やリハビリするという考え方もとりません。

いわれてみれば、たしかにその通り。人間の体を外側から見ると、骨格や筋肉は左右対称であるかのように思えます。**しかし、体の中を見てみると、右の肺と左の肺は、部屋の数も大きさも異なります。心臓は左側、肝臓は右側に位置しています。**

横隔膜も、よく見ると、左右で大きさや厚みに違いがあります。横隔膜はドーム状の屋根を作る、とお話ししましたが、このドーム状の深さは左右で異なっているのです。

構造的にいえば、比較的大きな臓器である肝臓が右下に位置することで、右の横隔膜は常に押し上げられています。これにより、ドーム状の屋根の形を保ちやすくなっているのです。息を吸って屋根が平らになるまでのアプローチも長く、呼吸がしやすいといえます。

反対に、横隔膜の左上には心臓が位置しているため、ドーム状の屋根は上から押しつぶされた格好になっています。屋根がすでに下がっている状態では、空気をため込むことはできますが、交換できる空気は少なくなります。

また、横隔膜は腰椎に付いて引っ張る働きをしていると前述しました。横隔膜は腰椎の左右に付いていますが、右のほうが深くまで付いているという特徴があります。当然、腰椎の上下の筋肉への連鎖にも大きな影響を及ぼします。

人体の構造的左右非対称により、**人は右側のほうが呼吸しやすく、右側のほうが安定しやすい構造となっています。**その上、人間は「神経的にも左右非対称」です。左脳における運動野をよく使うので、体の右側を使いやすいということになります。

右利きの人もいれば左利きの人もいるわけですが、基本的に体の右側が使いやすいし、安定しているので、右側に重心を置く傾向があります。

駅のホームで電車を待っている人たちを観察していると、多くの人が、右側で「休め」の姿勢を取っているのに気がつきます。たまたまあの姿勢を取っているのではなく、圧倒的にやりやすいからあの姿勢になっているのです。

check

人間の体は左右非対称で、右側に偏りがちだと知っておく。

呼吸で体の「左」を使う

呼吸の力で、「左側の世界」を楽しむ。

あえて左側を使う意識を持つ

前述したように、私たちの体は左右非対称です。脳の運動野でも、左側の優位性が指摘されていて、右半身が使いやすく、右側に重心を置くことが多くなります。

呼吸についても、右に肝臓があるために、右側の横隔膜がドーム状の形を取りやすいので、主に右側で呼吸しようとします。反対に、左側の横隔膜は、上に心臓が乗っているためドーム状の形を取りにくく、空気が入った状態、つまり緊張した状態を強いられます。左側は空気が抜けない状態になっているので、左の肋骨が開いた状態になりがちです。

何度も繰り返しますが、「左右非対称」や「ゆがんでいる」ことそのものが悪ではありません。人間なのですから、非対称だったり、ゆがんでいたりして当然です。問題は、そのままの状態に偏ってしまい、固定化されてしまうことです。

左の肋骨が開くと、それにともなって、つながっている胸郭も左方向に向きます。このとき、骨盤は右に向いてバランスを取ろうとします。反対に胸郭を右方向に向けると、今度は骨盤が左を向きます。つまり、本来、人が歩くときには「胸郭左、骨盤右」「胸郭右、骨盤左」の動きを交互に繰り返しながら腕の振りをともなって前進します。

これを空気圧の変化で見てみましょう。胸部の右側の空気を抜いて、左側に空気が入ると、体の右側に重心が傾きます。次に、左側の空気を抜いて、右側に空気が入ると、左側に重心が傾きます。この空気の出し入れに連動して足を交互に動かすと歩行が成立します。

ところが、**右側に偏った状態で固定化されている人は、このような動作が難しくなります。**普段から右側ばかりを使っている人は、左足に体重を乗せようとする際に、まだ右側の筋肉がオンになったまま、左側に体重を乗せて歩こうとします。右側の筋肉をオフにして、左側に体重をしっかり乗せたいところなのですが、左側に完全に体重が乗らない状態のまま歩くことになるのです。

繰り返しになりますが、右側に体重を乗せることは悪いことではありません。右側に偏ってしまって左に行けない、というのが問題なのです。

こういったもろもろが影響して、左右非対称で偏ったままの体の動かし方がパターン化します。偏ったまま体を動かし続け、またその状態に陥っているという感覚がないと、やはりどこかで体にひずみが生じてきます。具体的には膝痛や腰痛、股関節痛、もしくは首痛や肩こり、頭痛などといった体の痛みや違和感となってあらわれます。

アスリートなどは、この姿勢の偏りを回避するために、あえて利き手や利き足とは反対側を使って練習することがあります。メジャーリーガーのダルビッシュ有投手が、練習で左投げをしているのは有名な話です。「そんな練習をする時間があったら右で投げろ」という声もありますが、私は非常に良い発想だと考えています。

一般の人でも簡単にできる偏りの解消法は、なんといっても「呼吸」に注目することです。呼吸が変われば姿勢が変わります。姿勢が変われば、動作も変わります。

ＰＲＩ®では、この状態を「左の世界を楽しむ」と表現します。右側に偏っていた人が、左の空気を抜いて左足に体重を乗せる。そして（真の意味で）左側に体重が乗る感覚を得る、つまり、しっかりと「地に足がついた状態」の感覚を得ることができるわけです。

以前、呼吸エクササイズ体験後に、「地面を歩いている気がする！」というコメントをくださった方もいました。とても素晴らしい発見だと思います。

check

呼吸を意識することで「左」の感覚を取り戻すことができ、動作がスムーズになる。

体の疲れと呼吸の関係

自律神経や内臓の不調も呼吸の乱れとつながっている。

呼吸の安定がすべてを変える

呼吸の乱れは、自律神経の不調や、体の疲労にもつながっていると考えられます。

東洋医学系の呼吸の本では、「丹田呼吸によってむくみや倦怠《けんたい》感が取れる」などと記述されることがあります。理屈があいまいなまま書いてあるケースも多いので、眉唾っぽく感じてしまうのですが、呼吸と自律神経の関係を踏まえれば、理にかなっていると思います。

自律神経の不調が体にもたらすトラブルには、実にさまざまなものがあります。代表的なものが、首や肩のこり、腰や膝、股関節などの関節の痛みです。

これらも、自律神経の不調が「呼吸動作の不良」によって引き起こされていると考えれば、説明がつくと思います。前述のとおり、肩をすくめるように1日2万回呼吸をしていれば、肩はこるでしょうし、首は回らなくなります。腰を反りながら呼吸をしていたら、腰も痛くなるでしょう。その場合は骨盤の位置も前傾してしまうので、日常生活において、膝に負担をかけながら、しゃがんだり階段の上り下りをするようになります。

こりや痛み以外にも、呼吸は消化器官の不調にも大きく関係しています。内臓の不調や便秘、生理不順なども自律神経の不調によってもたらされます。

これらは、横隔膜の構造と働きをよくよく考えてみるとわかりやすいと思います。

横隔膜には3つの穴が空いており、そこを通るのは(下行)大動脈、大静脈、そして食道です。**横隔膜の緊張状態が続けば、食道や胃への影響もあるでしょう。**もしも横隔膜が下がったまま呼吸をしていれば、ドーム状の形を作れず、屋根が下りてきません。そうなったら、横隔膜の下にある肝臓、腎臓、すい臓、胃、小腸、大腸、生殖器(女性のみ)や内臓脂肪など、腹腔に収められている器官たちは動くことができません。

もともと自分たちで動くことができない臓器ですが、横隔膜が動かなければ、臓器も動かず、単純に血流が滞りそうなものですし、消化器官に限っては扇動運動の助けがないわけですから、便も滞る可能性があります。**実際に私のクライアントの80代の女性は、呼吸が上手になったら40年来の便秘にさよならできた、ともおっしゃっていました。**

ほかにも、自律神経の不調による倦怠感や抑うつ気分もあれば、交感神経優位のまま眠ろうとすると睡眠の質も低くなり、十分な休息も取れません。そういう人に限って、毎日早起きして出社し、夜遅くまで仕事をする生活を続けてしまいます。

さらには、頭痛、目の疲れなども起こりえます。首や肩で呼吸をしていると、肋骨の下部も上部も、呼吸をするたびに頭方向に向かって上がるため、PRI®では「頭が地面になっている」なんて表現をしたりします。

肋骨が上がれば骨盤も前傾するので、かかとは地面につきにくくなります。つまり、読んで字のごとく「地に足がつかない」状態です。頸部《けいぶ》に負担をかけることでしか呼吸ができなくなるので、頭痛や目の疲れ、首の痛みなども起こると考えられます。

こんなときは、いったん自分の呼吸に目を向けてみましょう。状態が把握できれば、対策の練りようがあります。

呼吸の乱れが体の不調や疲れにつながっている。**逆にいえば、呼吸を安定させれば体の不調や疲れの解消も期待できます。**まずは、いつもの呼吸を安定させることが肝心です。

横隔膜がリラックスした状態で呼吸できるようになれば、副交感神経優位になります。自律神経の不調がもたらす体のトラブルから抜け出すには、まず呼吸の変調に気づき、そこから呼吸を変える必要があるのです。

check

呼吸改善により、身体的負担と自律神経の不調が解消されることで疲れにくくなる。

プレゼン前にやるべき呼吸

緊張する場面では
意識的に息を吐き、
リラックス状態になれるよう
コントロールする。

自分の状態を把握して調整する

44ページで、ニュートラリティの話をしました。**呼吸のエクササイズを通じて、ニュートラリティを獲得すると、自分の今の状態を客観的に把握できるようになります。**また、メンタル的にも多様な状況に対応できるようになります。

例えば、プロゴルファーのキャリーバッグが試合会場に届かなかったとします（実際によくあります）。このとき、ニュートラリティを持っている人は、「まあ、そういうこともあるよね」と気持ちを切り替えることができます。ニュートラリティとは、どちらにもいける状態と表現しましたが、この場合は良い（自分のキャリーバッグが届く）こともあれば、悪い（キャリーバッグが会場にない！）こともあるわけで、どちらの状態に転んでも大丈夫、ということになります。

もしキャリーバッグが届かなければ、ゴルフ場からクラブを借りたり、あらかじめ用意しておいたスペアのクラブを使うなどして、普段通りにプレーを続けようとします。スペアのクラブを用意しているということは、キャリーバッグが届かない状況をあらかじめ想定していたということになります。つまり、どちらに転んでもなんとかなるというニュートラリティを事前に持っていたことになりますよね。
「本当は自分のクラブのほうが打ちやすいけど、別のクラブで打たなければいけない局面もあるから、今日は別のクラブで打つ」

このように気持ちの折り合いをつけることができるのは、「振り幅」を受け入れているからにほかなりません。自分のゼロがどんな状態であるかを知っていると同時に、マイナス5の状態も、プラス5の状態も把握できる。実は、「振り幅」を知っている人のほうが、平常心になりやすいのです。

ビジネスパーソンも、大事なプレゼンや会議を前にしたときには、当然、強い不安や緊張を感じることと思います。そもそも、大事なプレゼンや会議を前に不安や緊張を感じるのは、自分に期待をかけているからです。過度な期待をかけると、交感神経が優位になって、脈が速くなり、心臓もドキドキしてきます。

ここで気持ちを落ち着かせるためには、過度な緊張を捨てなければなりません。緊張を捨てるためには、優位になっている交感神経を副交感神経優位のほうに転換させることが求められます。そのためには、**まず過度に期待して緊張しているという自分に気づくこと、そして交感神経優位になっているとわかったら「息を吐く」**という行為が有効なのです。

呼吸を通じて自律神経のレベルを調整する。これは、**自分にとって自律神経のバランスの取れた「ゼロの状態」を知っていて初めてできること**です。ゼロの状態を知っているから、交感神経優位であることにも気づき、副交感神経優位にも持って行けます。

余談ですが、トップアスリートの中には、刺激を受けてもあまり心拍数が上がらず、副交感神経が優位なままという人もいます。もちろん、普段のルーティンを通じて平常心を養っているという側面もあるのですが、普通なら誰もが緊張しそうな場面でも、副交感神経が優位なのです。こういうタイプの選手は、プレーを通じて興奮することで、交感神経を高め、自律神経の安定を図っているのかもしれません。これは、ある意味、天性の才能であって、非常に特殊な例といえます。

いずれにせよ、平常心は、呼吸と自律神経のバランスと深く結びついていることを知っておく必要があります。

check

ニュートラリティを持って自分の状態を把握し、緊張しているなら意識的に息を吐く。

リリーフピッチャーのメンタルも、呼吸でコントロールしている。

緊張した自分を認める

「平常心を持つ」というのは、どんな状況にも対処できる、ということです。無感情で、何が起きても反応しないということとは違います。

大事なプレゼンや商談を前に緊張して交感神経が優位になるのは、人間として当たり前です。私自身、大きな会場でセミナーをするときに、いつもと違った緊張を感じることはあります。そんなときはセミナーが始まる前に、風船を膨らます（226ページ）などして息を吐くようにすると、余計な緊張が取れて、すーっとしゃべり始めることができたりします。

緊張した自分を認めて許すことも大切です。前述したように、緊張するのは自分自身に期待をかけているからです。要するに自分を評価しているということであり、素晴らしいことだと思います。

でも、冷静に考えて、そこまで自分に期待しすぎなくてもいいことはたくさんあります。

「自分で全部やろうとしないで、ちょっとは周りの人に手伝ってもらおう」

「このプレゼンで会社のすべてを背負うわけじゃない」

そう考えると、気分はラクになります。「吐くこと」を通じて副交感神経優位にコントロールできれば、こういった冷静な視点を持つことも可能です。

あるいは反対に、心身ともに疲れてやる気が起きないときであっても、仕事で最低限の結果を出さなければならない場面はあるはずです。

そんなときには、息を吸う回数を多くする。あるいは強く吸うことで、カーッとテンションが上がってくることがあります。要するに、呼吸で交感神経を優位にしているわけです。こういったスイッチの入れ方を知っておくだけで、いろいろな状況に対処できるようになります。

私が見ているトップアスリートの中には、そういった切り替えを一瞬で行う人がたくさんいます。普段は超温厚で、どちらかというとのほほんとした性格の選手が、グラウンドに立った瞬間から明らかに雰囲気が変わっているのがわかります。

私が以前担当していた、マイナーリーグの選手の中に、あるリリーフピッチャーがいました。彼は、普段はテディベアみたいなのに、グラウンドではまるで本当の熊のように振る舞っていました。そういったスイッチの切り替えができるかどうかが非常に重要なポイントとなります。

ちなみにリリーフピッチャーがマウンドに上がるのは、夜の9時半や10時といった遅い時間帯です。そこで交感神経を高め、興奮状態になりますから、試合後も気持ちが高ぶったままで、不眠におちいる選手が少なくありません。眠れないからという理由でお酒を飲んで帰宅すると、ますます疲れは抜けず、体調を戻すのに非常に苦労します。**そこで、試合後には呼吸エクササイズをして、家に帰ってもらうようにしていました。**

一般の人も、毎日遅くまで仕事をして、家に帰ってからも寝室にまでスマホを持ち込んでずっとＳＮＳなどのやりとりをしている人がいます。これでは、交感神経が優位なままで、疲れが取れなくなるのも当然です。こういった場合は、早めに消灯するのはもちろん、呼吸のエクササイズをして、副交感神経を優位にしてあげましょう。

スイッチを切り返す習慣が、自律神経の安定につながるのです。

check

残業などで遅い時間まで活動した日には、呼吸エクササイズをしてから寝る。

呼吸と集中の関係

呼吸は「究極の集中」とも
大きく関わっていると
考えられている。

ゾーンやフローに入れる人とは？

スポーツの世界では、ミラクルプレーをもたらす究極の集中状態を、「**ゾーンに入る**」などということがあります。

こういった究極の集中状態は、スポーツをしているときに限らず、日常生活でもあらわれます。1970年代に、シカゴ大学心理学科の教授であったミハイ・チクセントミハイが、「**フロー**」という概念を提唱しています。フローは、ゾーンと同様に究極の集中状態を意味します。日本語に訳せば「**無我の境地**」と呼ばれる状態に近いと思います。

チクセントミハイは、フロー状態の心理状態を、以下の9つの要素で解説しています。

①挑戦と技能のバランス
②行為と認識の融合
③明確な目標
④明瞭なフィードバック
⑤目前の課題への集中

⑥コントロール感
⑦自我意識の喪失
⑧時間感覚の変化
⑨オートテリック（自己目的）な体験

こういった「ゾーン」や「フロー」が呼吸とどう関係するのか。正直なところ、まだわかっていないことがたくさんあります。ただ、大事な場面になると、選手が息を「ふーっ」と吐いている場面を目にすることがあります。おそらく緊張状態を体が関知して、無意識のうちに「吐く」という行動を取っていると考えられます。吐くことで、副交感神経を優位にしようとしているのです。

「息を吐いて副交感神経優位になったら、戦闘意欲が湧かないのではないですか」
「リラックスしてしまって勝負に勝てないんじゃないですか」

そういう声をよく聞くのですが、そんなことはありません。**大事な場面を目の前にすれば、交感神経は勝手に優位になりすぎるので、過度な緊張状態を取り除くために息を吐くという行為が不可欠**なのです。

ゾーン状態に入った選手は、あくまでも無意識のうちに呼吸をしています。呼吸でメンタルを整えるのは重要ですが、大事なタイミングで呼吸に意識が向きすぎると、パフォーマンスは明らかに低下します。

私が、アスリートと一緒に働いているトレーナーのみなさんを対象に講習をするとき、「インパクトの瞬間は吐いたほうがいいですか、それとも吸ったほうがいいですか」「投げるときの呼吸は吐いているのですか？」といった質問をよく受けるのですが、結論からいうと、どちらでもかまいません。ここぞという瞬間に呼吸を意識している時点で、プレーに集中できていない証拠だからです。

ゾーンに入るためには、いざというときに勝手にスイッチが入り、勝手にプレーできる状況を作る必要があります。そのためには、普段から自分の体をモニターして、「ゾーン」や「フロー」の前提となる「平常」を養っておくことが肝心です。そこで呼吸が果たす役割には大きなものがあるのです。

check

ベースとなる呼吸力を身につけておくことが、
いざという場面での究極の集中を生む。

他人にペースを乱されない方法

呼吸のテンポを失わず、自分の「間《ま》」を手に入れる。

自分の「間」を持つことが大切

スポーツや武道などの世界では「間を制する」人が勝利を手にするといわれます。**間を読むというのは、相手の呼吸を観察することにも通じています。**あるとき、高名な柔道家の元マネージャーのお話を聞く機会がありました。その人によると、柔道家は相手と組み合いながらお互いに呼吸の動きを見ているのだそうです。**人は、息を吸った状態では重心が上がります。動きが鈍り、反応も遅れます。**「今、息を吸ったら倒される」と、緊迫した展開になったこともあったそうです。

このためでしょうか、一般のビジネスパーソンでも、会議や商談などでコミュニケーションをとるとき「間」が大きな意味を持つといわれます。間が悪い人は、相手がしゃべっている途中で発言をかぶせ、イラッとさせてしまうのだといわれます。逆に、普段口数が少ない人でも、いい間で発言すると「おー、いいことを言っているな」と聞こえることもあるそうです。

私は、アメリカで生活を始めた当初、会話の輪に入るのにとても苦労しました。**彼らの**

会話には「間」がなく、一向に途切れません。一方、日本人同士の会話では一人が発言したあと、一呼吸の間を置いて相手が発言するという暗黙のリズムがあります。

おそらくこれは、言語の構造にも理由があると思います。というのも、英語の文章では結論が途中で示されますが、日本語の文章は最後に結論が来ます。したがって、日本語の会話では、最後まで聞き終わってから発言する必然性が生じます。

日本人の会話に慣れた私には、会話の輪にどう入ればよいのか、タイミングがつかめなかったのです。発言に躊躇《ちゅうちょ》していたら、そこにいた一人から注意されてしまいました。

「あなた、なんで一言もしゃべらないの？　話をしなかったらここにいないのと同じだよ」

そんな経験を経て、臆せずどんどん発言するようになりました。

会話のテクニックや場を盛り上げる技術は、たくさんあると思います。

どんなタイミングで合いの手を打つか、うなずく頻度はどのくらいが良いのか、人の話を聞くときの表情や手のしぐさ、そして相手にとって失礼のない良い質問とは何か、考えればキリがありません。しかし、それがテクニックや技術である以上、自分という軸から外れて、相手に合わせるやり方になってしまっていないでしょうか。

会話の間についていえば、まずは自分自身の間を知り、それを持つことが重要だと考えます。つまり、それは**自分の呼吸テンポを確立する**という意味でもあります。

相手の間に合わせて発言しようとすると、どうしても会話がぎこちなくなります。

自分と相手の呼吸のテンポは、明らかに違います。相手のテンポを認めながら自分のテンポを失わずに発言する。なんだか難しそうですが、要するに自分の呼吸を乱さず、理解できたらうなずけばいいし、疑問に思ったタイミングで質問をしたらいいと思うのです。

会話の技術を気にしていたら、相手が言わんとしていることを聞き逃してしまうかもしれません。打つときに息を吸ったらいいのか、それとも吐きながら打ったらいいのか悩んでいる間に、１５０キロで迫ってくるボールを見逃してしまう野球のバッターと同じです。

折に触れて自分の呼吸の振れ幅やニュートラリティを知り、整えておけば、自然にできるようになるはずです。

check

日ごろから自分の呼吸のテンポをつかんでおき、外的な要素やルールに左右されすぎない。

人前で話すシーンで声量を上げるには

力のある声を出すポイントも、横隔膜の使い方と息の吐き方にある。

声と呼吸の関係とは？

会議中に、いい声の人が発言しているのを聞くと、なんとなく説得力があるように聞こえてくるから不思議です。また、単純に、大きな声を出している人は元気がよさそうですし、意欲的で仕事ができそうな感じもします。

実は、**声の出しやすさは、呼吸の上手い・下手とも大きく関係しています。**

私が、ある音楽家の先生とセミナーをしたとき、声の出し方は「横隔膜の上下動」と「声帯の調節」で決まるというお話を聞きました。「声帯の調節」とは、水をまくときのホースをイメージするとわかりやすいと思います。ホースから水をまくとき、先端を指でつまむと、水がビューーッと飛び出します。これを空気に置き換えたのが発声の仕組みです。歌がうまい人は、声帯の使い方に秘密があったというわけです。

ただし、声帯の使い方がいくらうまくても、声量に乏しい人はいます。それは、ホースに水を供給するときのもともとの水圧＝横隔膜から送られる空気の圧が弱いからです。

そこで、ボイストレーニングの先生が「お腹から声を出しましょう」などというわけですが、横隔膜の動きを正しく使うのは一筋縄ではいきません。

というのも、前述のように、そもそも「横隔膜が動いている」という感覚をつかみづらいという問題があります。例えば、靭帯《じんたい》や関節、筋肉、腱《けん》といった各部位には「受容器」と呼ばれるセンサーがあります。**このセンサーの反応によって、伸ばされているのか、収縮しているのか、リラックスしているのか、などがわかるようになっています。**

けれども、横隔膜にはセンサーが少ないのです。なぜ少ないかというと、いちいちセンサーが働いていたら日常生活に支障があるからです。何しろ、人は1日2万回以上、横隔膜を動かして呼吸しています。「今、収縮した」「今、リラックスした」などと、1回の呼吸ごとに感じていたら、情報量が多すぎて混乱してしまいます。

ですから、ボイストレーニングの先生は「はい横隔膜を上げて、はい下げて」などと指導するのですが、生徒のほとんどはピンと来ていません。

よくある間違いは「横隔膜を上げて」といわれたときに、息を吸ってしまうパターンです。

本当は息を吸うと、横隔膜は下がって平らになります。しかし、実際に動いているのは胸郭なので、息を吸って胸郭を大きく持ち上げてしまい、横隔膜がどう動いているのかを把握できないので、逆のイメージで呼吸をしているのです。

こういう人は、往々にして声が出ない原因を「十分に息が吸えていないから」と結論づけます。吸えていない→声が出ないという理屈です。でも、私にいわせれば逆です。もともと吸い過ぎて吐けなくなっているから声が出ないのです。

吐くことで横隔膜を正しく動かせるようにする。そうすれば必然的に、送り出せる空気の圧も高まり、声は出るようになります。

ところで、私のワークショップに、ある声楽家の方が参加したことがあります。私は、プロの声楽家の人とはつゆ知らず、こんなふうに声をかけてしまいました。

「今から風船を膨らませるエクササイズをやろうと思います。その前に、ウォーミングアップ代わりに、トイレに行って、ちょっと声を出してきてもらっていいですか？」

しばらくすると、トイレのほうから、とてつもなく迫力のある美声が聞こえてきました。ビックリすると同時に、「やってしまった！」と冷や汗をかきました。プロの声楽家の方に対して、「トイレで声出しをしてきてください」なんて言ってしまったからです。

ともあれ、一通りのエクササイズが終わり、もう一度トイレで声を出してもらいました。私は音楽の専門家ではないので、正直なところ専門的な変化はよくわかりません。エクササイズの前と同じく、素敵な美声を堪能しただけです。

ただ、本人がいうには「もちろん声は出しやすくなりましたけど、それ以上に、声の上げ下げの調節がとてもうまくいくようになりました」と語ってくれました。

実はこの、一見トレーナーとは関係がなさそうな、音楽家の方々にまつわる話には余談があります。

声楽家の方に限らず、一緒に呼吸トレーニングをさせていただいているトロンボーン奏者の方も、「音が出しやすくなった」と語ってくれました。トロンボーンは息を吐いて演奏するのですから、なんとなく想像はついたのですが、それ以上に「**地面に体重が乗るようになって、体が安定した**」というのです。

ほかにも興味深かったのは、ピアノ奏者の方です。呼吸のエクササイズをする前後で、演奏する音が明らかに変わったのです。私のような素人が聞いても、音がとてもスムーズに、そして自由で豊かな表現のように聞こえるのです。

どうやら、体幹が安定したことで、手指が自由に動かしやすくなったようです。これには、私自身も驚きました。

check

呼吸エクササイズは、アスリートに限らず誰がやっても効果的。

「呼吸法だけで痩せる」？

呼吸を生かして
ダイエットするには、
「お寺での修行生活」をぜひ。

「呼吸だけで痩せる」は真実か？

呼吸とダイエットを絡めた書籍や商品は、世の中にたくさんありますよね。

まず、そもそも呼吸がしっかりできるかどうかは体型とも関係しています。

単純に、お腹周りに内臓脂肪や皮下脂肪があると、肋骨は下がらずに、開いたままの状態になります。息を吸ったままの状態となり、肋骨を下げるための腹横筋と内腹斜筋が働きにくくなります。ちょうど、お腹の周りに巻いてあるゴムが伸びきって、戻ってこられないような状態です。

私自身、「ちょっと太ってきたなあ」と感じたときに、息が吐きにくくなるのを実感するくらいです。特に、お腹周りが出ている人は息を吐くのが難しいはずです。

こういったちょっと太めの人は、「痩せるために体幹トレーニングに取り組もう」などと考えがちです。なぜか、「体幹トレーニングをすると痩せる」と思い込んでいる人も多いのですが、残念ながら安直すぎます。**体幹の筋肉は、全身の筋肉量から考えると少ないほうです。**鍛えたからといって急激に代謝がよくなるとは考えにくいです。

厳しいようですが、そもそも痩せたいのではあれば、まずは摂取カロリーを減らして、消費カロリーを増やす必要があります。特に、お腹がぽっこり出ている人は内臓脂肪を減らすのが先です。

メタボリックシンドロームの人の多くは、体が炎症状態に陥っています。まずは、炎症状態から脱するというのも重要なポイントです。アルコールやタバコ、脂っこい食事を控え、その上で、運動やトレーニングの入り口として呼吸エクササイズを行っていきましょう。

「呼吸だけしていれば痩せる」という言葉にすがりたくなる気持ちもわかります。私も「呼吸すれば痩せる」といえば本が売れるのもわかっています（汗）。それを研究論文などで証明できたら良いのですが、残念ながら、呼吸をしただけでは痩せません。そもそも呼吸エクササイズ自体は、体をあまり動かしません。消費するエネルギーも少なすぎます。

たしかに、一時期、息を長く吐くダイエット法が流行りました。**あれは、ただ息を吐けば痩せるというわけではなく、あくまでも肋骨の位置を下げて、横隔膜を正しく上下させるところに本質があります。**

吐くことで副交感神経が優位になれば、体の炎症状態が改善します。炎症状態が改善すれば、睡眠の質も上がります。**睡眠時間は肥満と関係していることが科学的に解明されて**

います。8時間寝た人と5時間しか寝ていない人を比較すると、後者は食欲がわくホルモン「グレリン」の量が約15％多く、食欲を抑えるホルモン「レプチン」の量が約15％低いというデータが報告されています。

以上を踏まえて、私が「呼吸を使ったダイエット」としてオススメするのは、お寺での修行生活です。結構本気です。お寺では、朝は早起きをして座禅を組み、呼吸を整えます。それから本堂の床をぞうきんがけします。四つん這いで背中を丸めるというのは、肋骨を下げて息がしやすくなる最高の姿勢です。なおかつ体を動かすのですから、エネルギーも消費されます。

食事も、脂っこいものやアルコールは出てきません。健康的なものを三食食べて、夜は早めに就寝します。痩せるためにはいいことずくめです。

痩せるために呼吸は大切な要素ですが、それがすべてではありません。呼吸をベースに、生活全般を見直していきましょう。

check

呼吸に使われる筋肉はそれほど多くないため、呼吸だけで痩せるわけではない。

コラム

マインドフルネスの前にゼロの呼吸

最近、「マインドフルネス」という言葉がちょっとしたブームとなっています。マインドフルネスとは、今この瞬間に集中している心のあり方のこと。そういった心の状態を作るために行う瞑想を指して使われることもあります。

グーグルやフェイスブック、ナイキやフォードといった最先端の企業でも導入されており、日本でもセミナーなどが頻繁に開催されるようになっています。

私は、マインドフルネス自体はとても良いことだと思っています。マインドフルネスに取り組んで、パフォーマンスを高めているアスリートもいます。その選手にとっては、なんらかの好影響をもたらしているとはいえます。

ただ、本書でいう「普通の呼吸」ができる状態でマインドフルネスに取り組んだら、もっと望ましい結果が得られると思います。

私から見て、マインドフルネスを必要とする人の多くは、そもそも普通の呼吸に難を抱えています。毎日、忙しい仕事や、ストレスフルな人間関係の中で心身ともに疲弊して、どうにかして本来の自分を取り戻そうとして、マインドフルネスを必要とするわけです。

つまり、その時点で、交感神経優位になっていて、なかなか息を吐くことが難しいのです。

そのため、マインドフルネスに取り組む前に、「普通の呼吸」ができる状態にしておく必要があると考えています。普通の呼吸とは、何度も繰り返すように、適切に息を吐くことで横隔膜が上がりリラックスした状態から、息を吸って横隔膜が下がるという人間本来の呼吸です。

呼吸が改善されると、内観に取り組んだときの効果も期待できます。内観とは、簡単にいうと、自分の精神状態を観察する心理学の手法です（仏教用語でもあります）。

「自分が今履いている靴下と皮膚の間の湿り気具合をかかとで感じてみる」

「自分が今いる部屋の温度はどうなっているのか、湿っているのか乾いているのかを、皮膚で感じてみる」

「自分が今、どの筋肉を使っているのかを感じてみる。どの筋肉がリラックスしているのかを感じてみる」

これらは、一種の内観です。いずれも、普通の呼吸ができているからこそ、感じ取れるという点で共通しています。

精神を高めるにはまず呼吸から、と考えるといいのかもしれません。精神と肉体の間に位置する呼吸は、人間の活動の基本だということを忘れないようにしたいところです。

そして、もしマインドフルネス（精神）に取り組んでみたときに、うまくいかなくても大丈夫です。反対側に位置する「体」をリラックスさせることで、精神にいい影響があることだってあります。

ジムに行って、必死にトレーニングをしたり走ったりしたら、いろいろな悩みが吹っ飛んでスッキリすることもあります。肉体が今ここにある、と感じたからこそ、精神にも良い影響があると考えられます。肉体と精神、どちらでマインドフルネスしても良いと思うのです。これもまさにニュートラリティだと思います。

第4章

間違った筋トレが呼吸の邪魔をする

ビジネスパーソンが運動すべき2つの理由

①ホルモンの影響で、格段に気分が良くなる
②仕事モードを完全にOFFにできる

なぜ経営者はジムに通うのか？

私が指導するパーソナルトレーニングジムには、経営者や管理職の人がたくさん通ってきます。忙しいビジネスパーソンが、なぜ時間の合間を縫って体を動かそうとするのか。

理由の一つは、**仕事とのバランスを取るため**です。特に経営者や役職者は、普段は仕事の中で、部下や後輩を指導する立場にあります。ともすれば、自然と上から目線にもなりがちです。けれども、そういった人たちも、ジムに来ればただの人。トレーナーにがんがん追い込まれて、ヘロヘロになりながら体を動かします。また、隣で追い込まれている別の方を見たりして影響を受けます。

そのとき「まだまだ自分には足りない部分がある」と感じることで、部下や後輩に対する接し方がちょっと優しくなるかもしれません。あるいは、職場の人たちのやる気が出るような声のかけ方を学ぶかもしれません。

そして、理由の2つめは、**理屈抜きに気持ちがいいから。**

例えば、20分くらいストレッチをして、30分くらいトレッドミルで走り、その後、クロストレーナーを15分くらいして、シャワーを浴びて帰宅したとしましょう。

そのとき、何キロカロリー消費したとか、何キロ走ったなどといったことは、達成感という部分では重要ですが、実は本質はもう少し違うところにあると考えています。

運動すると、成長ホルモンや、セロトニン、ドーパミンといった神経伝達物質が分泌され、確実に気分が良くなります。また、体を動かすと腸が揺さぶられて、腸内細菌も活性化します。快便にもなり、適度に疲れて夜もしっかり眠くなるので体調も良くなります。

たった1時間程度の運動で、残りの23時間を快適に過ごせるのですから、運動にハマるとやめられなくなるのも当然です。特に、運動と呼吸のエクササイズをからめると、比較的簡単に自律神経にアプローチできるので、やらない手はありません。

ここでもポイントは、**自分の心身の変化に着目すること**です。運動によって、自分の感覚や体がどう変化したのか。自分の体と対話しながら、確認していく必要があります。ジムに来られている優秀な経営者の方は、目標設定、到達度、そして自分の体の変化にとても敏感です。もしかしたら、それさえできれば別にジムに通わなくても、近所の公園でも自宅でも、どこでも運動はできるはずです。

逆に、「ジムに行けばいいらしい」「周りの人も通っているから」という理由でジム通いをしたところで、挫折は目に見えています。着替えるのも、体を動かすのも面倒ですし、女性の方で聞いたことがあるのは、いちいち化粧を直すのが億劫で、つい足が遠のいてしまうというケース。ジムに通うことでコミュニティができ、居場所ができるというのは素晴らしいことなのですが、通っている本人が自分の体と対話をしなければ続かないのです。

「自分の体の変化を実感するまで、とうてい待てない」「何が楽しいのかわからない」

もしそう感じる人がいるとしたら、それは私たちトレーナーの責任かもしれません。こちらが工夫できることは山ほどあるからです。

そういう人は、まずは呼吸から始めてみればいいのです。呼吸のエクササイズだけなら、今からでも始められます。しかも、体の変化を実感するにはうってつけだと思っています。

「普段まったく運動していない人でも、まずは呼吸から始めてみませんか」

これこそが、私がこの本でいちばんお伝えしたいメッセージなのです。

check

ビジネスパーソンには運動が最適。ジムが続かないなら、まずは呼吸から始めてみよう。

運動不足だ！ さあ、何をする？

「最近、なんだか運動不足だ→とりあえず筋トレしよう」は必ずしも正しくない。

大切なのはコンディショニング

今、日本のフィットネス参加率は約3〜4％とされています。何らかの形でジムを利用し、定期的に運動をしている人が、100人中3〜4人しかいないのです。

その最大の理由として挙げられるのは、日本人が「運動を知らない」という事実です。残念ながら日本では、運動を学校で教えてはくれません。

「えっ、学校で体育の授業を受けた経験はあるし、部活でスポーツもしてきたよ」

そう疑問に思う人も多いと思います。

たしかに、学校で前ならえのやり方や、行進の仕方、ドッジボールやバレーボールのルールなどは教わったはずです。マラソン大会でタイムを競った経験もあることでしょう。

けれども、「走ったりトレーニングをしたりすると体にこんな影響がある」「こういう動きをしたいときにはこうやって体を動かす」ということを学校で習った経験はありません。

「みんなで一緒にゴールすると達成感が得られる」

学校では、得てしてそういった精神的な成長の大切さを教えられます。それを否定するつもりはありませんが、本当は、体を動かすことにはもっと大切な意味があります。先ほどのホルモンの話もそうですが、まずはシンプルに「体を動かすことは楽しい」ということです。楽しさや、体を動かす意義を知らないままやっているから、マラソンはただつらいだけ。社会人になってからあえて走ろうと思わないのも当然です。

一番大切なのは「コンディショニング」という考え方です。

今の自分のコンディションと、目指すコンディションがあるとします。そのギャップを埋める行為がコンディショニングです。銭湯に行って心身ともにリラックスするのもコンディショニングですし、治療院で鍼《はり》を打ってもらうのもコンディショニングです。

そして、ジムに通って体を動かし、自分が動かしたいように体を動かせるようになったり、結果的に痛みを解消したりというのもコンディショニングにほかなりません。今、プロのアスリートの間ではコンディショニングという考え方が浸透しており、誰かに何かをしてもらう他動的なコンディショニングはもちろん、自発的に取り組むアクティブコンディショニングに取り組む人が確実に増えています。

ジムなどで運動している一般の人の中には、「筋肉を大きくする」「重いものを持ち上げる」というゴールのために体を動かしている人がたくさんいます。

もちろん、「筋肉を大きくする」「重いものを持ち上げる」にはパフォーマンスを上げる効果があります。立派なコンディショニングであり、とても重要なことです。

ただ、**「その人にそれって必要?」と思うことはしばしばあります。**スクワットで100kgを持ち上げることでパフォーマンスを上げるというより、持ち上げる行為そのものが目的になっているのです。

もし、コンディショニングをどのようにしたら良いかわからないという方がいたら、ぜひ一度、パーソナルトレーナーと一緒にトレーニングをしてみてください。最近は、コンディショニングを理解しているトレーナーが急増していますから。

一般の人が、本当の意味でコンディショニングを理解したら、日本全体が大きく変わると思います。膝が痛くなってきたときに、適切に体を動かして痛みを解消する。そして膝がもう痛くならないように、痛みの原因となっていた動作を改善する。こんな取り組みが進めば、国の財政を圧迫しているといわれる薬、湿布、その他の医療品や手術費を含む医療費も、大幅に削減できるはずです。

check

筋トレの前に、コンディショニング。運動をするメリットを知り、自分の体と向き合う。

運動ビギナーこそ呼吸法が最適

呼吸エクササイズをして、
「運動が気持ちいい」と
感じられるのが第一の理想。

根本はどんな運動でもＯＫ

体を動かすのは苦手だけど、運動をしたほうがいいか。

結論からいうと、絶対的に運動をしたほうがいいです。運動の内容はなんでもいいです。

「ジョギングみたいな有酸素運動とか、水泳がいいですか？」

よく聞かれる質問ですが、別に関係ありません。医師から止められている場合を除いて、種類を問わず、体を動かすと良いことはたくさんあります。

気をつけたいのが、「全然楽しくないけれど体のために運動する」というパターンです。

「毎日１万歩歩くと体にいい」と本に書いてあったから、雨の日も気分が落ち込んでいる日も、とにかく歩かなければと思う。

運動系のサークルで、練習をサボるといろいろ文句をいわれるから仕方なく参加する。

息を吸い過ぎている状態が続いている人が、一生懸命に無理をしてジョギングする（さらに吸い過ぎになって苦しいだけです）。

これでは運動というより、ただの苦役です。楽しくなければ、続かないのが目に見えています。**長続きしないのはもちろん、本当の意味で体にいいとも思えません。**

「楽しくて、気持ちいい」と感じられる運動であれば、何であってもかまいません。第一には「楽しい、気持ちいい」と思うこと自体が効果だと考えます。セロトニン、ドーパミンなどの「幸せホルモン」も分泌されるでしょうし、174ページでお話ししたように成長ホルモンの分泌も期待できます。

この本で紹介する呼吸エクササイズをしたことで、「運動した後は呼吸がしやすくなる」「体が動きやすい」「運動がもっと気持ちよくできる」といった知覚が得られたら、素晴らしいことです。エクササイズを行う前後に、前屈や後屈、バンザイなどをして比べてみてください。きっと違いがわかるはずです。

私は自分の体を乗り物にたとえてお話しすることがあります。

「普段はこういう感覚で肉体を乗りこなしているけれど、呼吸エクササイズをしたことで、肉体の操作性がこのくらいまで高まった」

このような進化を感じることも重要です。具体的にいえば、「駅まで歩いて20分以上かかっていたのに、15分で到着できた」といったことです。

逆に、このエクササイズは自分には向いていなかった、といった気づきも重要です。誰かにオススメされた運動や、テレビでやっていた運動の効果がいまいちわからなかったら、それはそれで良いのです。そこで、自分がいつもやっていたエクササイズを変わらず続けても良いですし、その新しいエクササイズのやり方の間違いを見つけて解消できれば、気づきに価値が生まれます。

少し怖いなと思うことは、**体という乗り物の変化に無頓着なこと**です。

「このエクササイズをしてもピンとこない」そういった場合には、別のエクササイズを試すなど、変化を感じられる道を探っていきましょう。

check

気持ちいいと感じられる運動を続けることで、ホルモンの分泌をうながす。

「バキバキの腹筋」はいらない

カッコよく割れた腹筋の効果は見た目だけ。むしろ呼吸を邪魔するリスクがある。

なぜみんな腹筋したがるのか？

一般に、「運動」「体を動かす」といって、すぐに思いつくのが腹筋や背筋のトレーニングです。実際にジムなどに行くと、せっせと腹筋運動を繰り返している人を見かけます。

ところで、**一般の人が「腹筋」と呼んでいるトレーニングは、正しくは「腹直筋」のトレーニングといいます。**お腹の前面で、文字通り直線的についている縦長の筋肉です。

なぜ、みんなこぞって腹直筋を鍛えたがるのでしょうか。「見た目に格好いいから」ということもあるでしょうし、どこかで「腰痛には腹筋・背筋を鍛えるといい」と聞いたことがあるからかもしれません。最近では、「体幹」や「コア」といった言葉が認知度を得ていますが、「体幹」＝腹直筋になってしまっている場合もあります。

腹筋が割れた＝シックスパックが作られた状態は、現代人にとって筋肉美の象徴です。みんながみんなとはいいませんが、割れた腹筋を誰かに見てもらいたくて、あるいは自分で見て自己肯定感を高めるためにせっせと腹筋運動を繰り返す人もいるかもしれませんね。

でも、私にいわせると**腹直筋ばかりをあえて鍛える必要はありません。**腹直筋にも、もちろん意味はあります。ただし、バキバキになるまで鍛えて、どうしようというのでしょうか。そもそも、体脂肪率が下がれば必然的に腹直筋は顔を出して、「腹筋が割れているような」状態になるはずです。ボディメイクの方を除けば、一般の方がまず、腹直筋のトレーニングに取り組む必要はあまりないと思っています。

私が腹筋運動に否定的な理由は、大きく2つあります。

一つは、**腹直筋が、体幹を構成するお腹周りの筋肉のうち、ごく一部でしかない**ということです。体幹とは、箱のようなものです。この箱にリボンがかけられている状況をイメージしてください。いってみれば腹直筋は、箱の前面のリボンがかけられている部分です。そこだけをガチガチに固めても、箱全体の強度は上がりません。

ついでにいうと、腹直筋のトレーニングが「体幹トレーニング」になってしまっている人や、体幹トレーニングをするときに腹直筋だけしか使わない人もいますが、どちらも体幹の重要性を理解しているだけに、非常にもったいないと思います。

優先的に鍛えるべきは、腹横筋や内腹斜筋といったお腹の周囲についている筋肉です。これらは、ちょうどお腹周りに着物の帯のようについています。帯がしっかり巻いてあればお腹周りが安定するというのは、イメージ的にも理解しやすいはずです。そしてこれらの筋肉は、肋骨を下げてくれるので、体幹の「ふた」にあたる横隔膜がドーム状の形を取りやすくなります。呼吸や姿勢のことを考えれば、腹横筋や内腹斜筋は非常に重要です。

そして2つめの理由は、**腹直筋が呼吸の邪魔をしてしまう**からです。

私のセミナーに参加するトレーナーの中には「息がうまく吐けない」という人がいます。そういう人に限って、腹直筋が拘縮しています。よく見受けられるのは、お腹をへこませてしまっている人でしょうか。

腹直筋がお腹で筋ばったり、少しお腹に力を入れればおへそが引っ込んでしまったり、明らかに腹直筋が優位に体幹を支配している場合です。こんなとき、実はこの腹直筋のせいで空気を抜けなくなっているのです。

古いビルなどに、窓枠の片側を押し出して部分的に開放するタイプの小窓を見かけることがあります。開けた状態で固定するとき、つっかえ棒のような金属で窓を支えています。開けた小窓を肋骨だとすると、つっかえ棒は腹直筋に相当します。つまり、**腹直筋が支えているせいで、肋骨が閉じなくなります。肋骨が開いたまま閉じなければ、息を吐くことができなくなります。**

だから、私がそのトレーナーの肋骨を押してあげても空気が抜けてきません。むしろプロのトレーナーよりも、一般の力が抜けたお年寄りのほうが上手に息を吐けていることすらあります。このような腹直筋バキバキの人が呼吸エクササイズをしようとすると、自分自身の腹直筋と戦うことになります。体に負担がかかりますし、息が吐けませんからリラックスもできません。

私がこのようなお話をすると、トレーナーの方々は、一様に驚いたり、ショックを感じたりするようです。みなさん、体を鍛えてONにするのは上手なのですが、OFFにするのが難しいのです。

「でも、一流のアスリートのお腹を見ると、腹直筋がバキバキになっていることがありますよね？　やっぱり腹直筋も大事なんじゃないですか？」

これもよく聞かれる質問です。

たしかに、サッカーの試合などを見ていると、ゴールを決めた選手が走りながら、ユニフォームをまくり上げるシーンを目にします。選手の腹直筋は見事に割れています。**あの割れた腹直筋にばかり目が行きがちですが、よく見ると、お腹の横についている筋肉も見事に鍛えられていますし、肋骨がきちんと下がっているのがよくわかります。**

人は、腹横筋や内腹斜筋をコントロールすることで、体をねじったり回したりする動きができるようになります。特に、サッカー選手は、体を安定させながら激しい動きをしなければいけないので、一流の選手であればあるほど体幹の筋肉全体を使えているのです。

腹直筋が悪い筋肉なのではありません。ただ、**鍛えやすさ、使いやすさがある反面、胸郭と骨盤をつなげてくれてはいるものの、腹直筋だけでは体を回したり動かしたりすることが難しいのです。**ニュートラリティを失って腹直筋に偏り、抜け出せなくなれば、せっかくの体幹トレーニングが自分の体を動かしにくくしてしまう可能性だってあります。

何度でも繰り返しますが、**腹直筋だけを過度に鍛えすぎると呼吸がしにくくなります。**腹直筋を鍛えるよりも、息を吐く力をつけることのほうがはるかに大事です。息を吐きやすくするためには、肋骨を内旋させて体から空気を出すときに使う、腹横筋や内腹斜筋を使うべきなのです。

check

腹直筋だけを重点的にトレーニングすることが、正常な呼吸の妨げになることがある。

本当に必要な運動とは？

腹筋100回より
ハイハイ100回のほうが、
多くの人の体には正解。

増えつつある腹筋女子

割れた腹筋を追求しているのは、男性ばかりではありません。最近は、女性の中にも「見せ腹筋」を作ろうとする人が増えています。

女性の場合、男性よりも皮下脂肪が多いので、腹筋を6つに割るのは至難の業です。また、6つに割れた腹筋は「やりすぎ感」も出るので、2つに割るくらいがちょうどよいとされているようです。そこで、美しく2つに割れた状態を目指す人が増えています。自ら2つに割れた腹筋をスマホで撮影して、「筋肉女子」「腹筋女子」などのハッシュタグをつけてインスタグラムに投稿する人もいます。

毎日努力している人には、冷水を浴びせかけるようで恐縮なのですが、腹筋が2つに割れたことで「体のどこかに負担がかかったり、痛みが出ないといいな」と思ってしまいます。「腹直筋を鍛えても、毎日の呼吸がうまくできなくなってしまったら元も子もないのに」というのが正直な感想です。

腹直筋は、姿勢を維持したり、起き上がったりするときに必要な筋肉です。ただ、前述したように、**過剰に鍛えすぎるとそれ自体が胸郭や骨盤をコントロールしてしまい、体を動かしにくくしてしまう**と考えます。

腹筋が割れたとして、メリットとして挙げられるのは「見た目の格好よさ」くらい。一方、腹直筋が胸郭や骨盤、または体幹をコントロールするようになったら、たくさんデメリットが生じます。

腹直筋がバリバリになっていると、肋骨が下がることができなくなって、息を吸った状態に偏り、横隔膜が平らなままです。横隔膜はもう下がってしまっていますから、そこから息を吸おうと思ったら大変です。これ以上、横隔膜を動かして息を吸うことができなくなります。

そこで、体はほかの何かで代用して息を吸おうと考えます。そこで使われるのが首や肩の筋肉です。肩を上げ下げして呼吸を1日2万回以上も繰り返していたら、肩がこってくるのも当然だとお伝えしました。

百歩譲って腹筋が2つや6つに割れていてもいいのですが、お腹がへこみ、肋骨が浮き出て、呼吸を制御できない状態になっていなければいいと思います。

インスタグラムなどで、腹筋がバキバキな人の肋骨がボコッと浮き出ているのを見ると、ちょっと心配になります。

お腹がへこみ、横隔膜が下がった状態で偏ってしまっているということは、骨盤隔膜も下がったままということを意味します。骨盤の底であるはずの〝ハンモック〟がない、だらりと垂れた状態になってしまっているかもしれません。

息を吸うことで、ドーム状だった横隔膜の屋根が下がり、腹腔内圧（ＩＡＰ）が高まるというのは前述の通りですが、骨盤隔膜についても、上がっていた状態から息を吸うことで位置が下がる、つまり圧力を受け止める働きをしています。

しかし、**常に下がっている状態（息を吸った状態に偏った状態）から、さらに息を吸って下がってしまうと、受け止められるものも受け止めきれません。**息を吸った状態で偏ると、腹腔内圧が低下し、横隔膜と骨盤隔膜の働きも低下する、ということになるのです。

女性の場合、骨盤隔膜の働きが低下すると、妊娠中・出産時・出産後の生活にも悪影響を及ぼします。というのも、骨盤底筋はお腹の中で育つ赤ちゃんを受け止め、出産時にもとても重要な役割をする筋肉です。この筋肉がしっかりしていなければ、スムーズな出産の妨げにもなるからです。

また、出産を経験して骨盤隔膜は緩むのですが、骨盤のポジションが戻らなければ、この緩みも戻らず、尿漏れや子宮下垂の原因となる可能性だってあります。

つまり、過度に腹筋を鍛えすぎるということには、たくさんのデメリットがあるのです。

では、代わりにどんな運動をするといいか。

腹筋運動を100回するくらいなら、ハイハイで息を吐きながら100歩進む運動をしてほしい、と私は思います。

あるいは歩きながら息を吐いて風船を膨らませたり、ストローをくわえて歩きながら吐いたりするのでもOKです。風船やストローで息を吐くだけなら、自宅はもとより、オフィスでもできるはずです。

これらは、体を動かすという目的に限らず、ストレスの軽減という意味でも非常に効果的です。

「おい、あの人、ストローをくわえながら歩いてるよ。仕事で何かイヤなことがあったのかな？」

「ああ、あの人は大事なプレゼンを控えているんだよ」
「そうか。いい結果が出るといいね」

そんな会話が、日本中のオフィスで当たり前のように交わされる日が来たらいいですよね。

給湯室には、風船が入ったカゴが置いてある。イライラしたり、上司に怒られてストレスがたまったりしたら、風船を給湯室で膨らませる。そうして、しだいにストレスチェック（50名以上の社員を抱える会社に義務づけられています）に引っかかる人が、少しずつ減っていけばいい。そんなふうに夢想しています。

check

仕事でイライラしたら、給湯室で風船！

トップアスリートの筋肉はかたくない

メジャーリーガーをはじめ、
トップアスリートのお腹は
やわらかい。

アスリートは筋肉をゆるめるのが上手

トップアスリートというと、筋骨隆々の肉体美をイメージしがち。ですが、**実際に多くのアスリートに接してきた私の実感では「お腹が少しぽっこりしていて、とてもやわらかい」という特徴を持っています。**

腹直筋が割れてシックスパックになっている人も多いのですが、呼吸エクササイズを行うと、バリバリだったお腹がウソのように、やわらかく膨らみます。呼吸をするたびに、風船を膨らませたりしぼませたりしているように、伸縮自在に変化するのです。そして肋骨を下げる能力にも長けているので、上手に息が吐けます。となると、息を吸った際にはもちろん、お腹は全体的に膨らみます。

一流のボディビルダーも、筋肉の鎧《よろい》で全身を覆われているかのように見えますが、実はただガチガチに筋肉を鍛えているだけではありません。筋肉の繊維の1本1本について、どこに力を入れたらどう変化するかを意識しながら鍛えています。

だから、**筋肉を脱力させるのも非常に上手です。**意外なほどやわらかい筋肉の持ち主もたくさんいます。リラックスさせたときに、筋肉を指でツンツンすると、プニプニした弾力を感じます。

ちなみに、トップアスリートほど、筋肉を脱力させるのが上手です。手技でトリートメントをするときに「力を抜いてください」というと、見事に体をリラックスさせます。普通の人はリラックスしているつもりでも力が入っているので、体がガチガチです。

お腹が膨らんでやわらかいアスリートといえば、日本では相撲の力士が思い浮かびます。力士のお腹は、みなさんがご存じのように大きく膨らんでいます。

「ただ、太っているだけ。皮下脂肪がたくさんついているということじゃないの」と誤解している人もいますが、違います。

力士はただ太っているのではなく、筋肉量も非常に多いという特徴があります。ある有名な力士の体脂肪率は、30％を切っているという報告もありました。赤ちゃんの発達運動学からDNSの理論を提唱したパベル・コラー教授は、「**日本の力士ほど素晴らしい腹腔内圧を持っているアスリートはいない**」と評価しています。

強い力士は、当たり負けせず、簡単には投げられない強い体幹を備えています。安定した体幹を作っているのは、間違いなくぽっこり膨らんでいるお腹の腹腔内圧です。
ガチガチの腹筋よりも、お腹全体を膨らませる能力のほうが、あらゆる面で大事です。腹筋運動に血眼になっていた人は、理想の体づくりを見直してみてはいかがでしょうか。

check

トップアスリートは筋肉を脱力させ、ゆるめるのもうまい。

コラム

「吸い過ぎ」のわれわれに酸素カプセル?

酸素カプセルとは、加圧したカプセルの中に入るという仕組みの健康装置です。酸素の比率の高い空気を取り入れることで、疲れが回復したり、血行が良くなったりする効果があるとされています。スポーツ選手が使用している姿を目にすることもあります。一般の人にも、広く知られるようになってきました。

それを利用すると体調が良くなるという人に対して、あえて「やめたほうがいいです」というつもりはありません。ただ、普通の人が酸素カプセルを必要とする状態が望ましいかと考えると、ちょっと疑問です。

というのも、体内のヘモグロビンと結合した酸素量の割合（サチュレーションといいます）は96～99%が基準値とされ、それ以上増やすことはできません。「酸素を増やした分だけ体内に取り込める」という単純な話ではないのです。

カプセル内の酸素の比率を高めて呼吸をするよりも、血液に含まれる赤血球の量を増やすか、必要な酸素量を低くするか、いずれかの方法のほうが有効です。

赤血球の量を増やすには、鉄分をはじめとするミネラルやその他の栄養素を摂取する方法があります。必要な酸素量を減らすには、効率良く体を動かせるようにすべきであり、運動などが効果的といえます。

また、70ページで前述したように、「酸素をたくさん吸ったほうがいい」というわけではなく、酸素と二酸化炭素のバランスを保つことが重要です。

だとしたら、単純に呼吸エクササイズを行って、たくさん「吐くこと」を意識するほうが、体の疲れの解消やリラックスのためにも有効かもしれません。

酸素カプセルを利用するのであれば、まずはそういった理屈を理解しておくことが大事です。

第5章

コンディショニングのための呼吸エクササイズ

呼吸エクササイズの最大のメリット

どんなに体の痛みを
抱えている人でも、
高齢でも絶対にできる。

誰にでもできる運動療法が呼吸

呼吸エクササイズのメリットは、体に痛みを抱えている人や、高齢の方であっても誰にでもできるところにもあります。

これまで何度も書いてきた息の吸い過ぎ傾向は、年齢を重ねるとともに顕著になります。高齢の方を見ていると、口が開いたままで、顎が垂れて、唇が口の中に入った状態の方を見かけることがあります。これは、ほっぺたと唇の筋力が落ちて、咀嚼《そしゃく》がしにくくなっている状態でもあります。そうすると首はどんどん前に出てきて、体は動けなくなり、息を吸った状態のまま小さくなっていきます。

もちろん、横隔膜など呼吸をするための筋肉も年齢とともに衰えますから、横隔膜のドームの屋根は、あまり動かなくなります。

高齢の方をめぐっては、「**サルコペニア**」や「**フレイル**」といった症状も問題となっています。サルコペニアは、高齢になるにしたがって、筋肉の量が減少し、体の機能が衰えていく老化現象のこと。

一方、フレイルは、「虚弱」や「脆弱」などを意味する「Frailty（フレイルティ）」に由来する言葉で、簡単にいうと、心身が弱ってさまざまな病気や要介護状態になりやすい状態です。

こういった筋肉の衰えを食い止めるには、とにかく運動が効果的です。

いきなり、そこまでハードな運動ができない場合は、とにかくウォーキングなどで体を動かすことが不可欠ですが、実際に行動に移している人は少ないのが実情です。

医療機関でのリハビリや治療院での施術では、運動療法をせずに自宅に帰してしまうケースが多々あります。物理療法、手技療法を施し、「時間があるときに体を動かしてくださいね」と声をかけるだけ。個人的には、とてももったいないと思ってしまいます。

日本の医療保険のシステム上、治療に使える時間の枠は決まっています。その中で、いったいどんな運動ができるのか。そう考えると限界があるのもよくわかります。

ただ、現実問題として**「体を動かしてくださいね」といって、実際に動かしてくれる人はなかなかいません**（これは高齢の方に限らずですよね）。私の実感では、日本のフィットネス参加率と同じく、たったの3％程度だと思います。

そう考えると、**「動いてください」というより、「自分は動ける」という知覚、感覚、自覚を持ってもらうことが先**だと考えています。

私が、クリニックなどで医療関係者向けの研修を行うときには、実際に呼吸エクササイズを実践していただきます。みなさん「おー、可動域が変わった！」などと、ご自身の変化を実感されます。

そこで、次のような言葉をかけます。

「これで、みなさんは、患者さんを運動療法なしで帰すことはできなくなりましたね」

どんなに体の痛みを訴えている人でも、床に寝た状態で、呼吸エクササイズくらいはできるはずです。何といっても、生きている限り、呼吸そのものは毎日2万回以上も行っているのです。呼吸は誰にでもできる運動療法であると思います。

私自身、高齢の方を直接指導する機会もあります。息を吐いて風船を膨らませたり、四つん這いにしてハイハイをさせたりと、行うのは基本的なエクササイズだけです。

終わったあとに「可動域が変わったと実感された方は？」と聞くと9割方の人が手を挙げます。

「バンザイがちゃんとできるようになった」

「後屈ができるようになった」

「体の後ろで右手と左手をつけられるようになった」

そんな中、最も多いのは、「ちょっと歩き方が変わった」「姿勢がしゃんとしたような気がする」という声です。

そういっている人が歩く姿を見ると、たしかに明らかな変化を感じます。教えている私自身がビックリするくらいです。控えめにいっても、呼吸エクササイズをすると体が動くようになります。高齢の方でこの効果なのですから、もっと若い方ならなおさらです。

体が動くようになれば、もしくは自分の体が動けるとわかれば、運動をする意欲も湧いてきます。ですから、まずは呼吸エクササイズから始めてみるのが一番オススメなのです。

私がセミナーをするときには、参加者にあらかじめ「前屈」「バンザイ」「後屈」「体の後ろで手と手を合わせる」動作をしていただきます。そして、呼吸エクササイズをしたあとに、同じ動作を繰り返し、変化を感じていただきます。

呼吸がうまくいくようになると、横隔膜はドーム状の形をきちんと取れるようになり、浮き出ていた肋骨は下がって元のポジションにおさまります。この状態になった人が前屈をすると、以前は床に手がつかなかったのに、普通につくようになったりします。

前屈やバンザイなどの動作そのものに大きな意味はありません。あくまでも誰もが知っている、変化がわかりやすい動作を選んでいます。

ところで、前屈はできればできるほど良いわけではありません。世の中には、前屈の動作で手がべたっと床につく人もいますが、太ももの裏についているハムストリングが伸び切ってしまっていると、骨盤のコントロールがおろそかになってしまいます。あくまで、指先がちょんと床につくぐらいがちょうど良いのです。

それを踏まえた上で、最初は床に手がつかなかった人が、呼吸エクササイズ後にラクラクつくようになることがあります。変化を感じると、やっぱり嬉しくなるのが人情です。

「すごいじゃないですか。何をやった結果そうなりましたか？」

「**息を吐いただけ**」

「ですよね。じゃあ、家でもいつでもできますよね」

私やトレーナーの方が指導しているときだけできるのでは意味がありません。誰でもいつでもできるところに呼吸エクササイズのメリットがあります。

では、どうして体が動きやすくなったのでしょうか。

理由の一つは、**副交感神経が優位になり、筋肉のトーンが落ちたから。**緊張がとれたと表現することもできます。

もう一つの理由は、**物理的に両手の位置が足のほうに近づいたから**です。実は、変わったのは肋骨のポジションだけではありません。肋骨と連動して、肩甲骨、骨盤、大腿骨のポジションも変わります。

当然、水泳のクロールがしやすくなったり、スクワットをしやすくなったり、歩きやすくなったりといった効果が期待できます。仮に、ジムで同じ運動をしても、呼吸がうまくいっている人のほうが運動効果が高くなると考えられます。しかも、ただパフォーマンスが向上するだけでなく、ケガの予防にもつながります。つまり、運動をする上で、非常にいいことずくめなのです。

呼吸を正常化したなら、どんどん運動にチャレンジしてみましょう。どんな運動をどれだけやるかは、問題ではありません。運動を1時間でもすれば、必ず残りの23時間に変化が生じます。気持ちよく動けるようになりますし、気持ちよく眠れるようにもなります。

ご飯もおいしくなりますし、精神的にも上機嫌になるのです。

check

呼吸エクササイズで体が動くようになり、メンタルの状態も向上することを実感する。

呼吸エクササイズの目的

エクササイズによって、「呼吸を邪魔する筋肉」を抑制する。

呼吸しやすい状態を整える

さて、この章では、数ある呼吸エクササイズの中から、比較的簡単にできるものを厳選してご紹介します。どれも日常的に継続できるエクササイズです。ぜひ、繰り返し行ってみてください。

呼吸エクササイズの大きな目的の一つは、呼吸を邪魔している筋肉を抑制することです。「アウターマッスル」「インナーマッスル」という言葉があります。私自身は普段使わない言葉なのですが、わかりやすさを優先するため、便宜的にこの区分けを使って説明します。大胸筋や広背筋など、体の表面近くにあって、目で確認できる筋肉を一般に「アウターマッスル」といいます。ベンチプレスやダンベルなどを使ったウエイトトレーニングの多くは、アウターマッスルを鍛える目的で行っています。

一方、「インナーマッスル」は、深層部にある筋肉の総称です。呼吸に関わる筋肉もインナーマッスルに含まれると考えてよいでしょう。

実は、**広背筋や大胸筋、首回りの筋肉といったアウターマッスルが、呼吸を邪魔している場合がよくあります。**呼吸筋を使えるようにすることも大切なのですが、同時に、呼吸を邪魔するアウターマッスルを抑制すると、より呼吸をしやすくなるのです。

この本で紹介している呼吸のエクササイズは、主に息を吐いて横隔膜の天井を丸くするために行います。息を吐くと、副交感神経が優位になり、アウターマッスルが抑制されます。エクササイズをすると、手を上げやすくなったり、地面につきやすくなったりする人が多いのですが、いずれもアウターマッスルが抑制されたからです。動きやすくなれば、体のこりも当然解消されます。

ここでは、

- 緊張をとりたい
- イライラを落ち着かせたい
- 体幹を安定させたい
- 姿勢の悪さを改善したい
- 肩こりを解消したい

という目的別に、特に有効なエクササイズを明示しています。ぜひ参考にしてみてください。

では、説明はこれくらいにして、さっそく呼吸エクササイズにチャレンジしてみましょう！

check

無駄な筋肉をゆるめることで呼吸と動作がスムーズになるのを実感する。

横隔膜の位置を整える

モディファイド
オールフォーベリーリフト

PRI®

メリット

自律神経に作用し
筋肉をゆるめる

お腹の筋肉を意識しながら、胸郭後部のスペースに空気を入れるように呼吸します。筋肉がリラックスし、肋骨と横隔膜の位置が整います。

ポイント

息を吸うときは背中をしっかり丸めること。吐くときは床を軽く手で押すイメージで、背中の広がりを意識するように。

効果
■緊張をとる
■イライラを落ち着かせる
■体幹を安定させる
■姿勢の改善
■肩こりの解消

STEP 1

吸う

四つん這いになる。少し前のめりになり、手は肩の真下、膝は股関節の真下に置く。鼻から息を吸いながら背中を丸めていく。

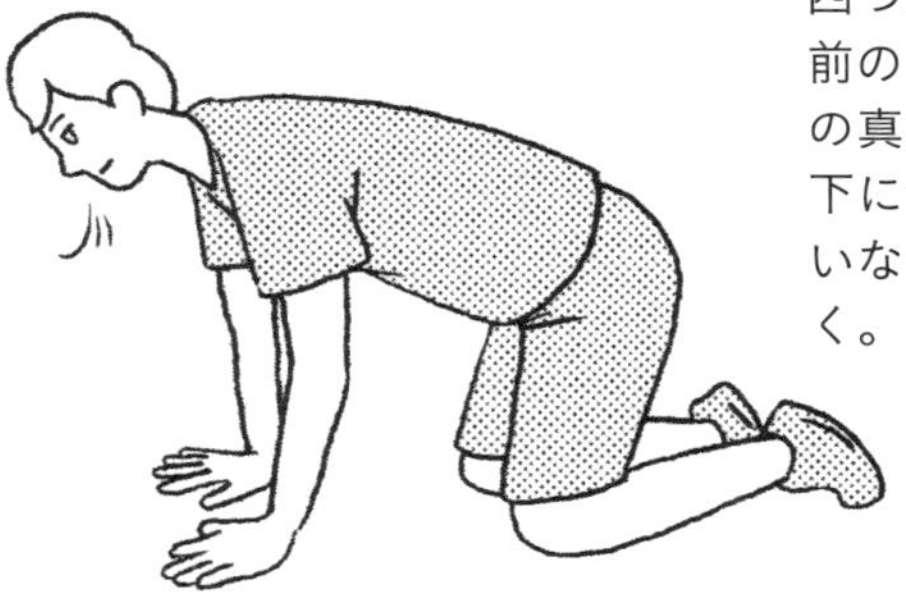

STEP 2

吐く

背中を丸めた状態で、横腹に負荷がかかっているのを感じながらゆっくり息を吐く。そのままの体勢で呼吸を繰り返す。

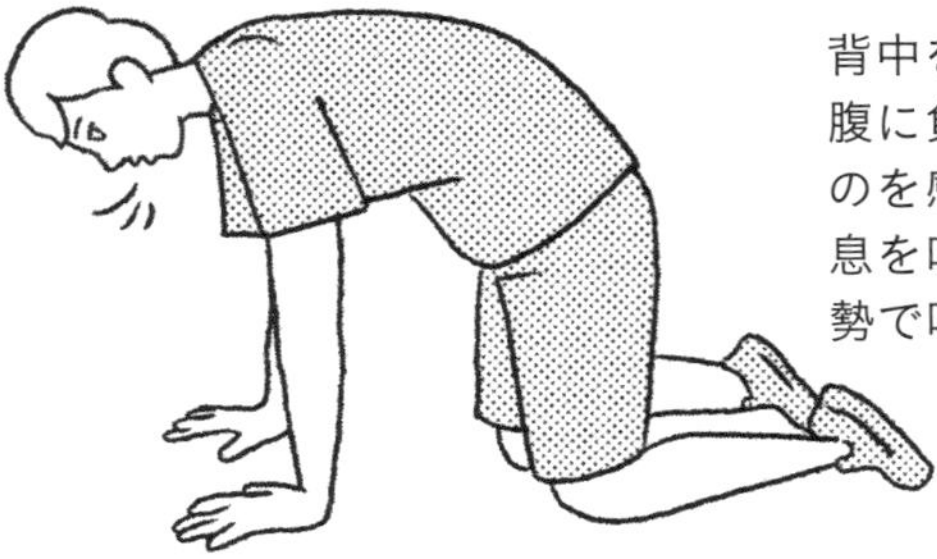

回数　4〜5呼吸を2－3セット

胸郭の動きを取り戻す

スタンディングラットストレッチ

PRI®

メリット

広背筋を抑制して息を吐きやすくする

広背筋がリラックスすることで胸郭が動きはじめ、動作がスムーズになります。肩のラインが落ちることで「いかり肩」の解消や、デコルテがすっきりすることで小顔効果も。

ポイント

お腹を意識しながら呼吸すること。後ろに引いたほうの足の膝は曲げてOK。

効果

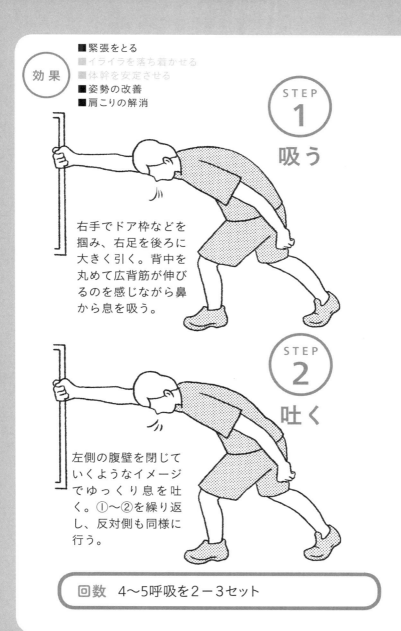

- ■緊張をとる
- ■イライラを落ち着かせる
- ■体幹を安定させる
- ■姿勢の改善
- ■肩こりの解消

STEP 1

吸う

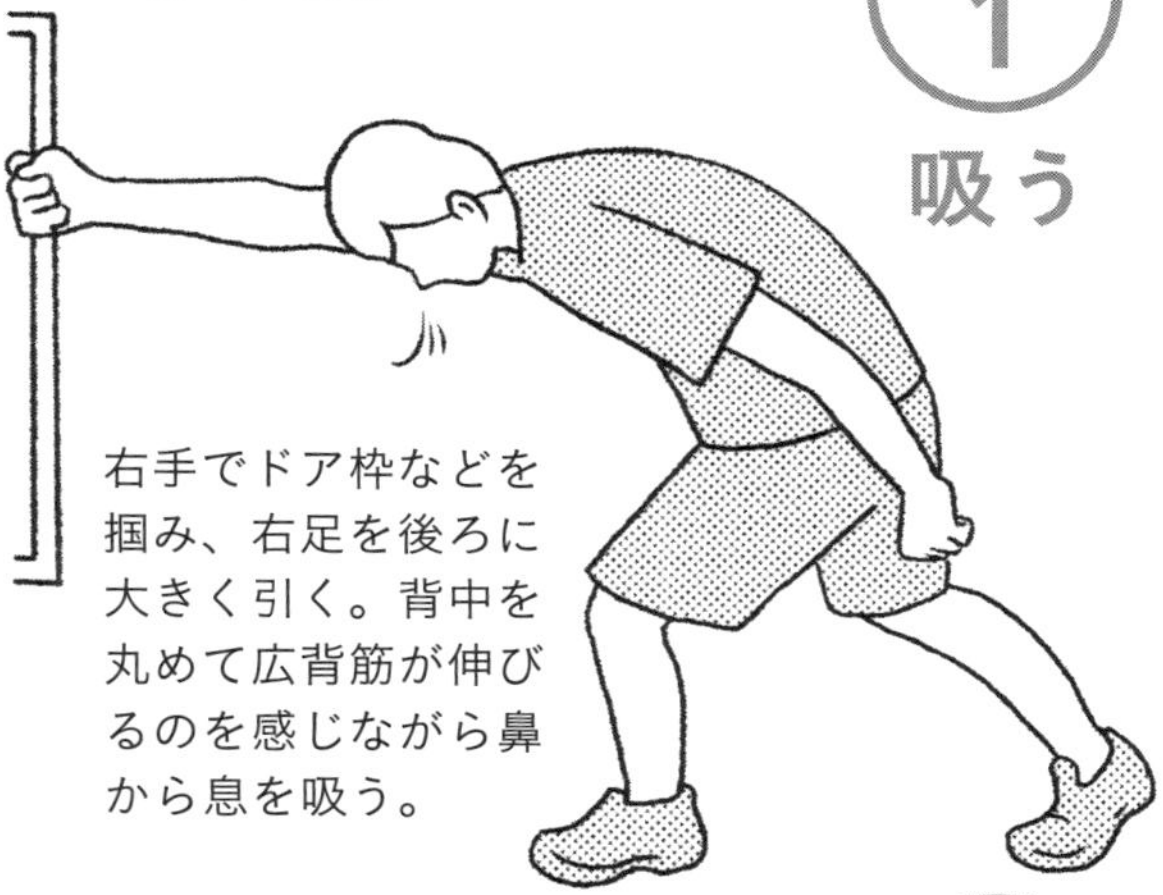

右手でドア枠などを掴み、右足を後ろに大きく引く。背中を丸めて広背筋が伸びるのを感じながら鼻から息を吸う。

STEP 2

吐く

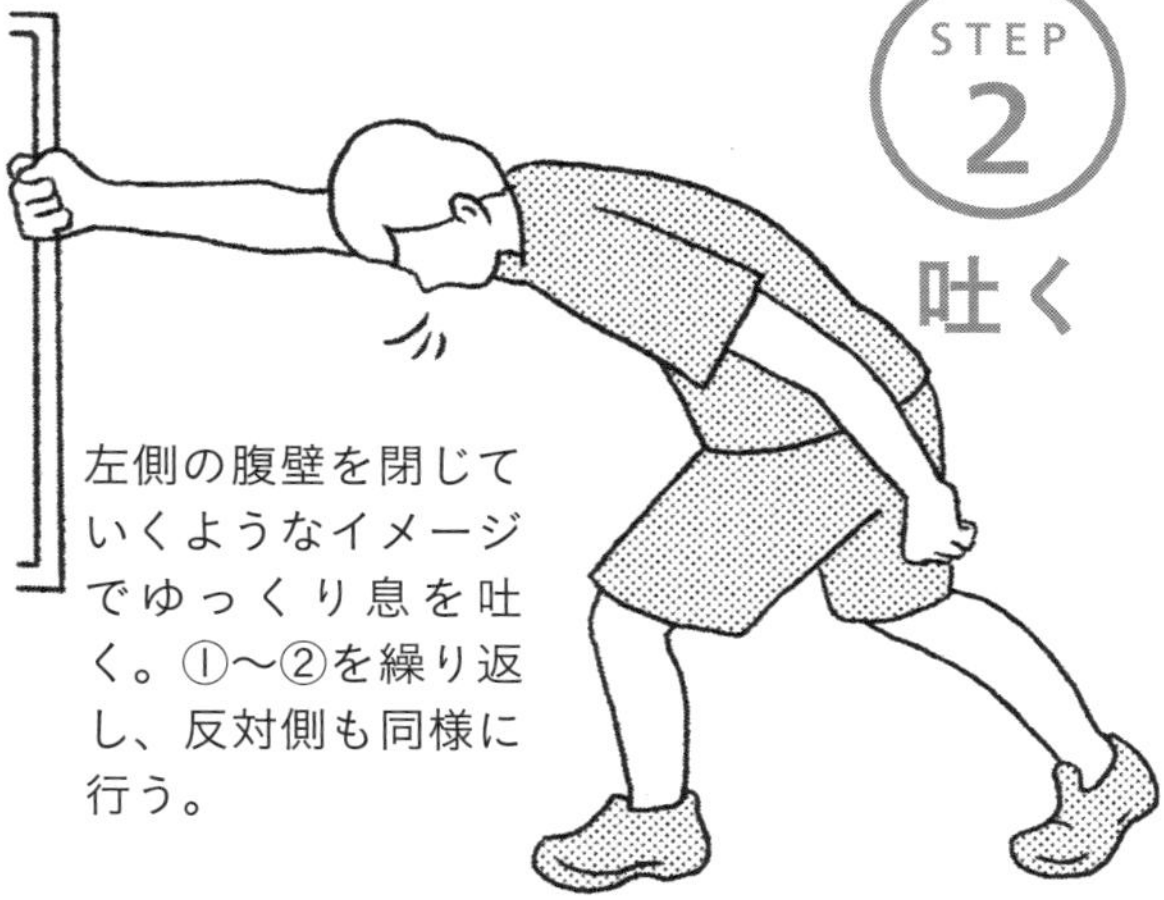

左側の腹壁を閉じていくようなイメージでゆっくり息を吐く。①〜②を繰り返し、反対側も同様に行う。

回数　4〜5呼吸を2－3セット

応用呼吸エクササイズ
3

胸郭の位置を整える

スターナルポジションスイスボールストレッチ

PRI®

メリット

首の前部・胸の筋肉を抑制し、息を吐きやすくする

バランスボールを使用したエクササイズです。あごを前に出すイメージで大胸筋を伸ばしながら呼吸すると、胸郭上部のポジションが整います。

ポイント

転ばないように気をつけて行うこと。終了するときはボールを頭の方向にずらしながら元の位置に戻る。

効果

- ■緊張をとる
- ■イライラを落ち着かせる
- ■体幹を安定させる
- ■姿勢の改善
- ■肩こりの解消

STEP 1 吸う

バランスボールの上に寝そべる。両肩甲骨の間にボールがくる位置でバンザイをし、鼻から息を吸う。

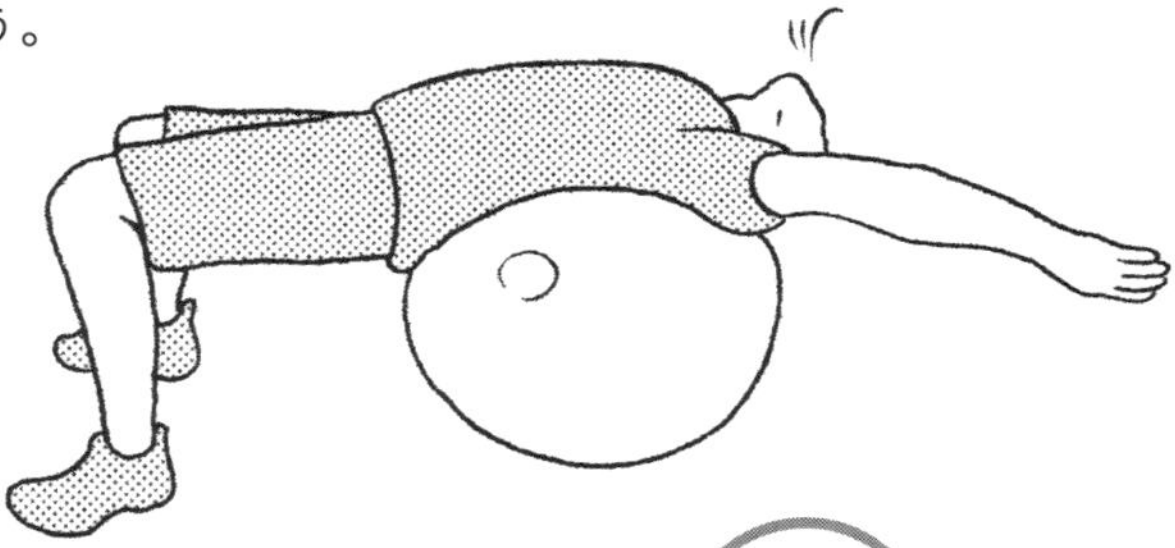

STEP 2 吐く

胸を首やあごから離すイメージで肋骨を下げ、ゆっくり息を吐く。体勢を維持しながら呼吸を繰り返す。

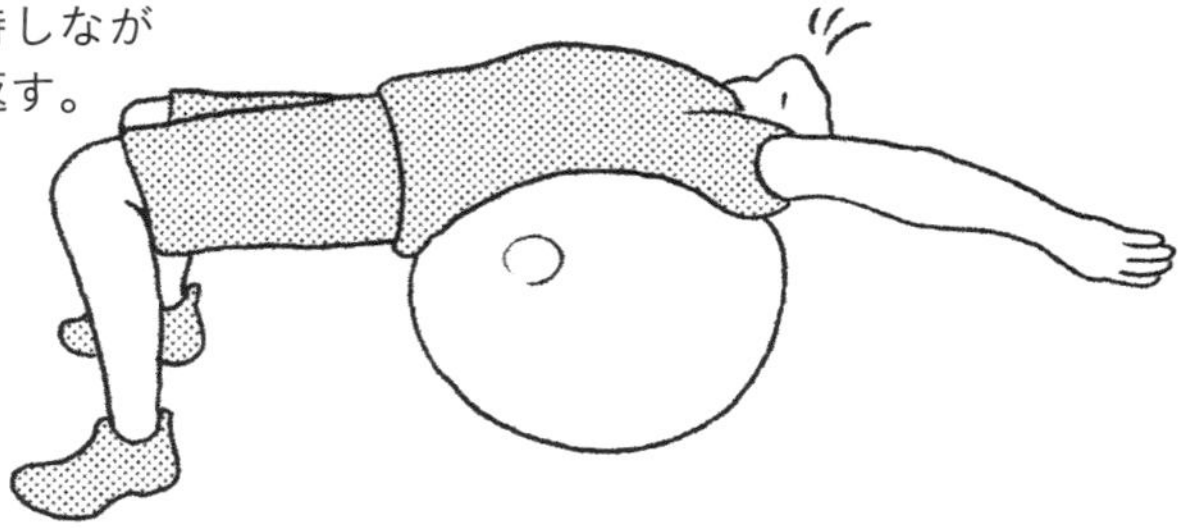

回数 4～5呼吸を2－3セット

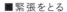

応用呼吸エクササイズ
4

横隔膜をゆるめる

スタンディングウォール
サポーテッドリーチ

PRI®

メリット

横隔膜がリラックスすることで
副交感神経優位になる

ここまでは主に座ったり寝たりの状態でしたが、立ったままの状態でも息を吐ききって肋骨を下げることができます。背中の後ろに空気を入れることをイメージします。

ポイント

背中と壁の間にタオルを1枚挟んでいるイメージで、それを落とさないように背中を壁から離さないことを意識する。

効果

- ■緊張をとる
- ■イライラを落ち着かせる
- ■体幹を安定させる
- ■姿勢の改善
- ■肩こりの解消

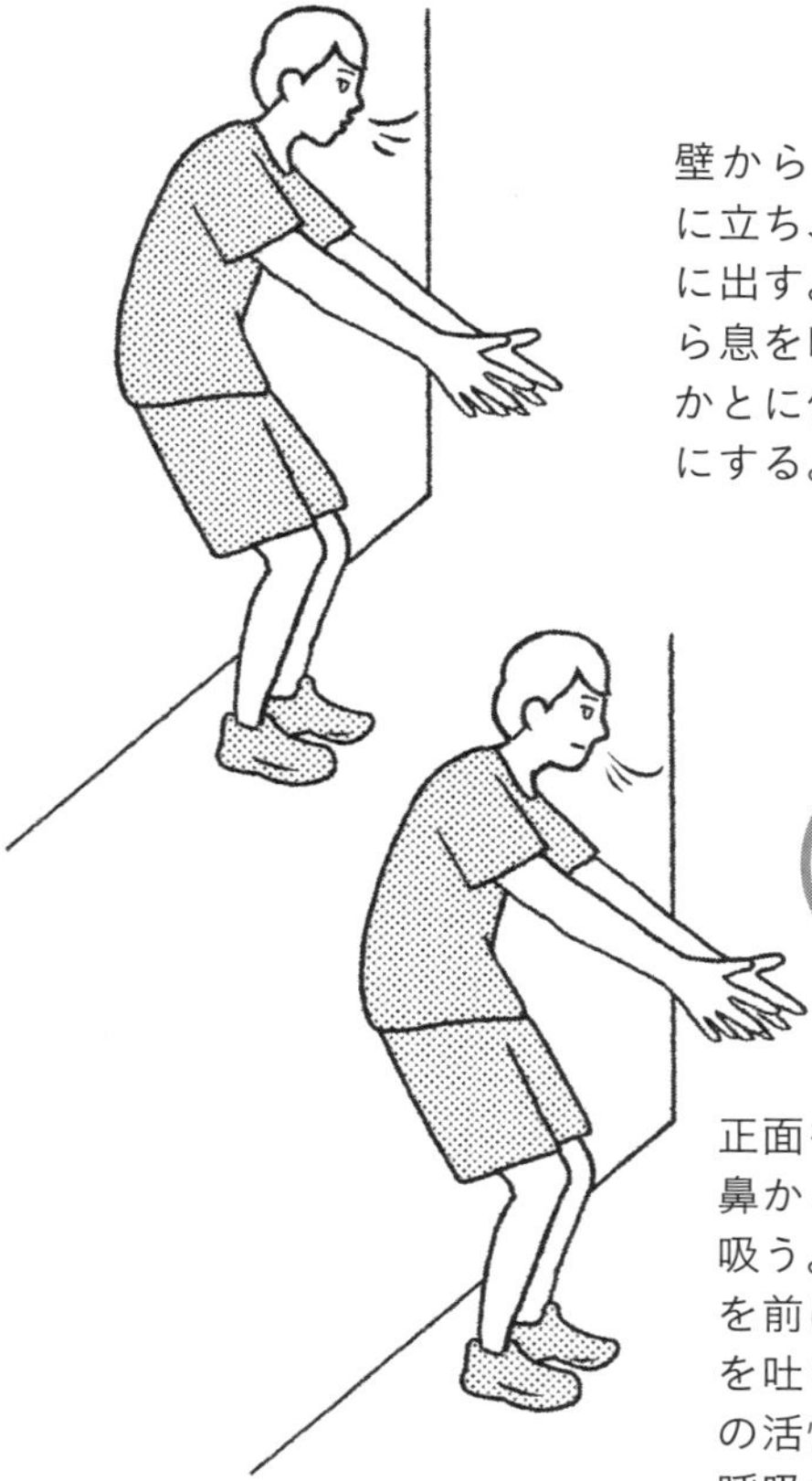

STEP 1

吐く

壁から15cmほどの場所に立ち、膝を曲げ手を前に出す。背中を丸めながら息を吐く。このときかかとに体重を乗せるようにする。

STEP 2

吸う

正面を向いた状態で、鼻からゆっくりと息を吸う。その後さらに手を前に伸ばしながら息を吐き、肋骨下の腹壁の活性化を感じながら呼吸を繰り返す。

回数　4〜5呼吸を2−3セット

応用呼吸エクササイズ
5

息を吐ききる力をつける

風船エクササイズ

メリット

息を吐ききることで
手軽にストレス解消を

風船による負荷で「息を吐ききる」感覚が得られます。また、舌が上がっていないと息を吸うことができないため、口腔機能の正常化にもつながります。

ポイント

息を吐ききった後、風船の口を指や唇・歯などで押さえないこと。吸うときは、肩をすくめたり伸び上がったりしないように気をつける。

効果

■緊張をとる
■イライラを落ち着かせる
■体幹を安定させる
■姿勢の改善
■肩こりの解消

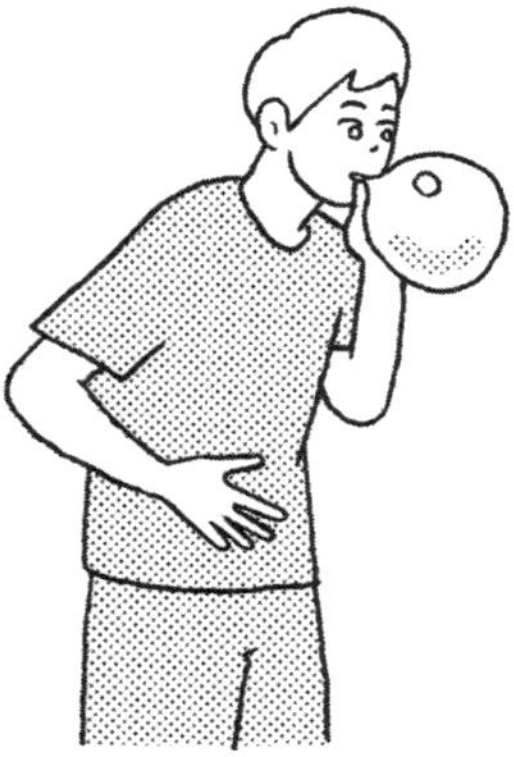

STEP 1

吸う

風船を口にくわえ、鼻から息を吸う。体勢は立っていても座っていても寝転がった状態でもOK。

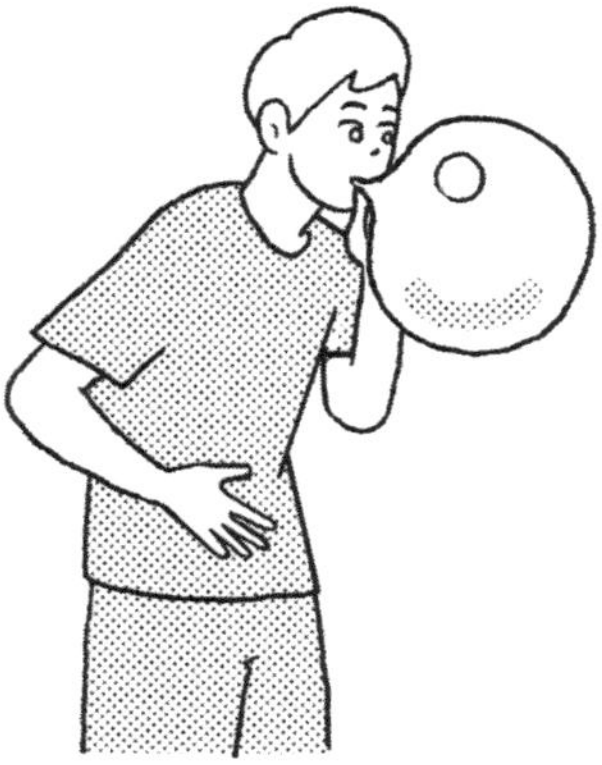

STEP 2

吐く

背中を丸めて口から息を吐き、風船を膨らませる。一度息を吐ききったら3～5秒息を止め、①～②を繰り返す。

回数　4～5呼吸で2－3回膨らませる

おわりに

中学高校時代の私は、とある野球の名門校で、野球漬けの日々を送っていました。一生懸命練習をしていたものの、一度も試合に出たことはありませんでした。小学校の頃、楽しくって仕方がなくて始めた野球ですが、高校時代はとても残念な選手でした（笑）。

その後、メジャーリーグでトレーナーを務めるという目標を持って渡米し、大学で勉強する傍ら、市民リーグで再び野球を始めました。大学院やインターン、仕事で引っ越すたびに、その町の野球チームを探し、プレーを続けました。

市民リーグでプレーしはじめた頃、心から「野球って楽しい！」と、仲間と一緒にプレーすることを楽しんでいる自分に気がつきました。同時に気づいたのは、いつの間にか高校では野球が楽しめなくなっていたということです。あまりにも一生懸命すぎたのか、自分が楽しいか・楽しくないか、ということすら気づけなかったのです。

要するに高校時代には、私自身ニュートラリティを失っていたのです。厄介なのは、それを失っていることに気づいていなかったことです。ここまで読んでいただいたみなさんには、もうおわかりかと思いますが、当時の私は肋骨が上がってしまい、息が吐けず、横隔膜をうまく使えていなかったのでしょう。文字通り、地に足がついていなかったのです。

ニュートラリティの概念でいうと、例えば仕事でイヤなことがあっても、草野球でヒットを打ったりすると「まあ、いいか」と思えます。逆に、野球でダメダメでも、「仕事で頑張ればいい」と気持ちを切り替えることができます。仕事一辺倒の場合、仕事がうまくいかないと、人生そのものに絶望してしまいます。けれども、趣味や家庭といった複数の柱を持てば、何か一つがうまくいかなくても乗り切れるニュートラリティを持てるはずです。

こうした多様な選択肢を持つことは、人生の安定化につながります。多様な選択肢を持つためには、どんな選択肢も受け入れられるような心身のコンディションを整えておく必要があります。**その心身のコンディションを整える上で、根本的に重要なのが「呼吸」であり、呼吸を通じて得られるニュートラリティです。**

呼吸とニュートラリティの概念に出会わせてくれたPRIには、感謝してもし切れません。現在は日本でのPRIの活動をコーディネートする立場ですが、技術や考え方だけでなく、人生にとって大切な概念を与えてくれたＲｏｎ、いつもサポートしてくれるＪｅｎ達スタッフに改めて感謝の意を述べたいと思います。そして、一緒に仕事をしているＰＲＩジャパンやImprove KYOTOの仲間には、いつも勇気をもらっています。感謝しています。

私は、呼吸セミナーで出会ったトレーナーやクリニシャン、ＰＴの先生方、治療家やインストラクターの方々など、クライアントを囲むプロフェッショナルの繋がりを「呼吸の輪」と呼んでおり、資格の垣根を超え、手を取り合って、この輪を広げていきたいと思っています。この呼吸の輪が一般の方や企業まで広がり、みなさんがもっと自由に呼吸できるようになったら（息を吐いて副交感神経優位になれたら）、もしかしたら、日本はもっといい国になるかもしれません。世界が平和になるかもしれません。

ちょっと風呂敷を広げすぎたかもしれませんが、そんな想いも込めてこの本を書いたつもりです。この本が、皆さんのよりよい生活に貢献できるなら、著者としてこれ以上の喜びはありません。

最後に、いつも大きな愛で支えてくれる妻ジェサミン、元気いっぱいの二人の娘達、ありがとう。

２０１８年12月　大貫　崇

参考文献

・Lewit K:Relationship of faulty respiration to posture, with clinical implications. J Am Osteopath Assoc.1980;79(8):525-528.

・Roussos C:The Intercostals and Diaphragm Myelinated Afferents. The Thorax-Part A: Physiology,2nd ed,CRC Press,Boca Raton,1995

・パトリック・マキューン 桜田直美（訳),『トップアスリートが実践 人生が変わる最高の呼吸法』,かんき出版,2017

・Chang HR: Nitric Oxide, the Mighty Molecule: Its Benefits for Your Health and Well-Being, Mind Society, 2012

・Ignarro LJ:Introduction:The NO benefits awaits you. NO More Heart Disease;How Nitiric Oxide can prevent-even reverse- heart disease and strokes,St.Martin's Press,New York,XIX,2006

・Courtney R:The functions of breathing and its dysfunctions and their relationship to breathing therapy.International Journal of Osteopathic Medicine.2009;12:78-85.

・GK Pal et al:Effect of short-term practice of breathing exercises on autonomic functions in normal human volunteers.Indian J Med Res.2004;120,115-121.

・Shimada et al.Effects of exercise on brain activity during walking in older adults:a randomized controlled trial.J Neuroeng Rehabil.2017;14(1):50.

・Hillman CH et al:Be smart,exercise your heart:exercise effect on brain and cognition.Nat Rev Neurosci.2008;9(1):58-65.

・Hodges PW,Richardson CA:Inefficient muscular stabilization of the lumber spine associated with low back pain. A motor control evaluation of transversus abdominis.Spine. 1996;15;21(22):2640-50.

・大貫:呼吸エクササイズとインナーマッスル.臨床スポーツ医学,2018;35(10),1096-1102.

著者

大貫 崇（おおぬき・たかし）

1980年神奈川県生まれ。BP&CO. 代表、PRIジャパン教育コーディネーター、Improve KYOTOアスレティックトレーナー。フロリダ大学大学院で応用運動生理学を修了後、「アスレティックトレーナー（ATC）」としてテキサス・レンジャース、NBA（D - League）、アリゾナ・ダイアモンドバックスを経て、2013年に帰国。2016年にPRT（Postural Restoration Trained）認定を受ける。現在、大阪大学大学院医学系研究科健康スポーツ科学講座スポーツ医学教室 特任研究員も務める。

共著に『勝者の呼吸法』（ワニブックスPLUS新書）がある。

「呼《こ》吸《きゅう》力《りょく》」こそが人《じん》生《せい》最《さい》強《きょう》の武《ぶ》器《き》である

2019年1月30日　第1刷発行

著者　大貫《おおぬき》　崇《たかし》

発行者　佐藤　靖

発行所　大《だい》和《わ》書房

東京都文京区関口1-33-4 〒112-0014

電話 03-3203-4511

編集協力　渡辺稔大

カバーデザイン　トサカデザイン（戸倉 巌、小酒保子）

本文デザイン　黒岩二三（Fomalhaut）

イラスト　田渕正敏

本文印刷　厚徳社

カバー印刷　歩プロセス

製本所　小泉製本

ISBN978-4-479-78460-9

http://www.daiwashobo.co.jp